コメント：循環動態が安定していない場合，重度の貧血，あるいは感染症による代謝亢進などで酸素需給バランスが崩れている可能性が存在する状況ではこの限りではない．

Answer　成人敗血症患者の初期の呼吸不全に対して，非侵襲的人工呼吸（NIV）もしくは経鼻高流量療法（NHFT）を行うことを弱く推奨する（GRADE 2A：エビデンスの確実性＝「高」）．

Answer　成人敗血症患者の人工呼吸管理において，肺保護換気戦略を行うことを弱く推奨する（GRADE 2B：エビデンスの確実性＝「中」）．

Answer　成人敗血症患者の人工呼吸管理の初期においては高 PEEP 設定（PEEP 12 cm H_2O 以上）を用いないことを弱く推奨する（GRADE 2D：エビデンスの確実性＝「非常に低」）．

Answer　人工呼吸管理となった成人敗血症患者に対して，抜管前に自発呼吸トライアル（SBT）を含めた人工呼吸器からのウィーニングのプロトコルを用いることを弱く推奨する（GRADE 2D：エビデンスの確実性＝「非常に低」）．

Answer　人工呼吸管理となった成人敗血症患者に対して，抜管後に通常の酸素療法よりは予防的な非侵襲的人工呼吸（NIV）もしくは経鼻高流量療法（NHFT）を行うことを弱く推奨する（GRADE 2B：エビデンスの確実性＝「中」）．

痛み・不穏・せん妄の管理 ―――――――――――――――――――

Answer　人工呼吸中の成人敗血症患者に対して，鎮痛優先のプロトコルに基づく管理を行うことを弱く推奨する（GRADE 2C：エビデンスの確実性＝「低」）．

Answer　敗血症患者における人工呼吸管理中の鎮静薬として，ベンゾジアゼピンよりもプロポフォールやデクスメデトミジンを使用することを弱く推奨する（GRADE 2D：エビデンスの確実性＝「非常に低」）．

Answer　敗血症患者の人工呼吸管理中の鎮静薬調整において，1日1回の鎮静薬中止やプロトコルを用いた鎮静薬の調整によって light sedation を行うことを弱く推奨する（GRADE 2C：エビデンスの確実性＝「低」）．

Answer　成人敗血症患者のせん妄予防にデクスメデトミジンを投与することを弱く推奨する（GRADE 2C：エビデンスの確実性＝「低」）．ハロペリドールを投与しないことを弱く推奨する（GRADE 2B：エビデンスの確実性＝「中」）．非定型抗精神病薬を投与しないことを弱く推奨する（GRADE 2C：エビデンスの確実性＝「低」）．スタチンを投与しないことを弱く推奨する（GRADE 2D：エビデンスの確実性＝「非常に低」）．
コメント：鎮静が不必要な患者にデクスメデトミジンのルーチン投与を推奨するものではない．また，デクスメデトミジンの投与は循環動態の変動をきたす恐れがあるため，ICU で全身管理に熟練した医師のもとで投与することが望ましい．

Answer　成人敗血症患者のせん妄治療に，デクスメデトミジンを投与しないことを弱く推奨する（GRADE 2D：エビデンスの確実性＝「非常に低」）．ハロペリドールを投与しないことを弱く推奨する（GRADE 2C：エビデンスの確実性＝「低」）．非定型抗精神病薬を投与しないことを弱く推奨する（GRADE 2B：エビデンスの確実性＝「中」）．
コメント：過活動型せん妄のため患者の生命または身体が危険にさらされる可能性が高いと判断

した場合に，デクスメデトミジン，ハロペリドール，または非定型抗精神病薬の使用を妨げるものではない．

各推奨をより理解しやすく記載すると以下のように考えられる.

推奨（賛成）

　真白に近い灰色.ほとんどの場合で行うことが奨められる介入.多くの患者で益が害を上回る.しかし,少数の患者では害が利益を上回ることもある.

弱い推奨（賛成）

　白めの淡い灰色.行わない場合もあるが,行うことを奨められることが多い介入.全体でみれば,益が害を上回る可能性が高い.しかし,患者によっては害のほうが強く生じることもあり得る.

弱い非推奨（反対）

　黒めの濃い灰色.行う場合もあるが,行わないことを奨められることが多い介入.全体でみれば,害が益を上回る可能性が高い.しかし,患者によっては益のほうが強く生じることもあり得る.

非推奨（反対）

　黒に近い灰色,ほとんどの場合で行わないことが奨められる介入.多くの患者で,害が益を上回る.しかし,少数の患者では害が利益を上回ることもある.

　前述のように,推奨の強さは連続的であり,たとえば,「弱い推奨（賛成）」であっても,「推奨（賛成）」に限りなく近いものもあれば,「弱い非推奨（反対）」に限りなく近いものも存在する.

　敗血症は,原因,重症度,病期,併存症や合併症などによって大きな多様性を生じる病態である.臨床においては,患者の病状はもちろんのこと,医療者のマンパワーやリソース,患者・家族の意向など,個々の患者において,臨床家による適切な判断が必要である.その際に,推奨策定の論拠を知った上でガイドラインの推奨を参考としていただくことが,ガイドラインの賢明な利用法である.

　これらのことを考えれば,本ガイドラインで弱く推奨されている医療介入を行わなかったことで医療裁判において不利な状況に陥ったり,ガイドライン上の弱い非推奨の医療介入を熟慮の上で施行したことを批判されたりすることは,ガイドラインやエビデンスの本質が理解されていないことによって生じる悲劇と考えられる.

　ガイドラインの推奨は,本来的には4つのカテゴリーに当てはめることが困難なものを一定のルールに基づいて半ば強制的にカテゴリー化している事実を理解して使用いただきたい.

本書の構成と見方

22 の領域名を示しています

クリニカルクエスチョン（CQ）
を示しています

初期蘇生・循環作動薬

CQ6-1 敗血症患者に対して，心エコーを行うか？

CQ に対する Answer を
記載しています

推奨の強さとエビデンス
の確実性を示しています

Answer
敗血症/敗血症性ショック患者に対して，初期
蘇生中に心エコーを用いた心機能・血行動態評価
を行うことを弱く推奨する（GRADE 2D：エビ
デンスの確実性＝「非常に低」）．

1. 背景および本 CQ の重要度

　敗血症/敗血症性ショックは，末梢血管
拡張に伴う血液分布異常性ショックが本態
をなす疾患である．その一方で，循環血液
量減少，心機能低下によるショック（循環
血液量減少性ショック，心原性ショック）
も合併し，複雑な病態を形成し得る．した
がって，初期蘇生時において心エコーを
用いた心機能・血行動態評価を行うことは
臨床的に重要なことであるため，重要臨床
課題として取り上げた．

2. PICO

P（患者）：成人，敗血症/敗血症性ショック
　患者．
I（介入）：初期蘇生時に心エコーを用いた
　心機能・血行動態評価を行う．
C（対照）：初期蘇生時に心エコーを用いた
　心機能・血行動態評価を行わない．
O（アウトカム）：短期死亡（28 日死亡），
　ICU 滞在日数．

3. エビデンスの要約

　システマティックレビューの結果，

PICO に合致した研究は Feasibility study
であるランダム化比較試験が 1 件[1]あり，
これを用いたメタ解析を実施した．本研究
の内容は心エコーを用いた特定のプロト
コルによる介入の有効性を検討している．
サンプル数も小さく，結論を裏づけるエビ
デンスには乏しい．

4. 益と害のバランス

　望ましい効果：短期死亡のアウトカム
（1RCT：n＝30）の効果推定値とその信頼
区間（CI）は，1,000 人当たり 134 人多い
（104 人少ない～952 人多い）であり，ICU
滞在日数のアウトカム（1RCT：n＝30）の
効果推定値とその CI は，平均差（MD）0.3 日
短い（4.46 日短い～3.86 日長い）であった．
ただし，対象となった研究の数もサンプル
数も不十分であるため，効果判定はできな
いと判断した．

　望ましくない効果：今回検索で得られた
1 本の RCT では望ましくない効果に対する
検討は行われていないため，わからないと
判断した．

　益と害のバランス：本 CQ において，短期
死亡に関しては比較対照が優位な傾向を示

本ページは GRADE に則って推奨提示した CQ を示します．エビデンス不十分で
エキスパートコンセンサスを示した CQ，Good practice statement（GPS）
を示した CQ，Background question（BQ）として情報提供した CQ もあります

し，ICU 滞在日数に関しては介入が優位な傾向を示した．しかし，今回，検索で得られた研究はサンプル数が少ない 1 本の RCT のみであり，効果のバランスは判定できない．

5. アウトカム全般に関するエビデンスの確実性

今回検索で得られた研究はサンプル数が少ない 1 本の RCT のみである．今回報告されたアウトカムの確実性がいずれも非常に低いため，エビデンスの確実性は非常に低いと判断した．

6. 価値観

心エコーを用いた初期蘇生に関して患者・家族の価値観に関するデータはない．一般的に，死亡アウトカムに対して置く相対的価値は高く，そのばらつきは少ないことが予想される．

7. 容認性

心エコーは非侵襲的・簡便な検査であり，患者への負担は小さい．心エコーの機器が必要であり，機器を有さない施設での施行は，高額な機器の購入を要する．心エコーに不慣れな施設や医療従事者には，教育やトレーニングが必要であり，初期蘇生の段階で心エコーを行うことは医療従事者に若干の負担となる．

8. 実行可能性

本邦の多くの医療施設では心エコーが可能な機器を有している．心エコーを用いた心機能や循環の評価は，集中治療を行う本邦の医療施設では広く行われており，介入の実施は可能である．

9. 推奨グレーディング決定の工程

修正 Delphi 法を用いた投票によって，中央値 8，見解不一致指数 0.164 の結果となり，委員会で採択された（7 点以上：83.3%）．

10. 関連する他の診療ガイドラインにおける推奨

SSCG 2016[2]では，初期および治療への継続的な評価を推奨しており，その方法の 1 つとしてベッドサイドでのエコー検査施行を Best Practice Statement として提示している．

11. 実施に関わる検討事項

心エコーを実施する医療従事者の技量によって，結果にばらつきが出る恐れがあるため，実施に際しては一定のトレーニングや教育を要する．

● 文 献 ●

1) Lanspa MJ, et al. J Intensive Care 2018；6：50
2) Rhodes A, et al. Intensive Care Med 2017；43：304-77

GRADE に則った CQ における推奨とエキスパートコンセンサスは，修正 Delphi 法を用いた投票で決定され，その結果を示しています

投票では推奨草案に対し 1 から 9 点までの得点を付けました（1 点：同意できない，9 点：同意できる）7～9 点と投票した委員の割合も合わせて記載しています

他のガイドラインでの推奨は，発行された年代，PICO の相違があることに注意が必要です

実際に臨床現場で推奨に関わる診療行為を行う際の検討事項を示しています

CQ によってはコラムを加え，CQ あるいはその領域に関連する話題を記載しています

GRADE に則った推奨とエキスパートコンセンサスは，益と害のバランス，エビデンスの確実性，価値観，容認性，実行可能性を勘案して決定されています

診療フロー集

感染の診断

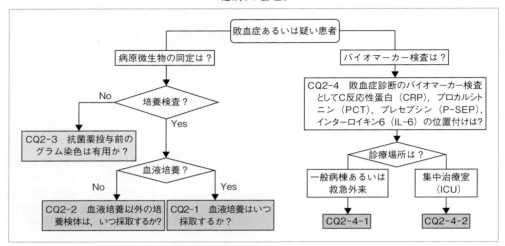

画像診断と感染源のコントロール

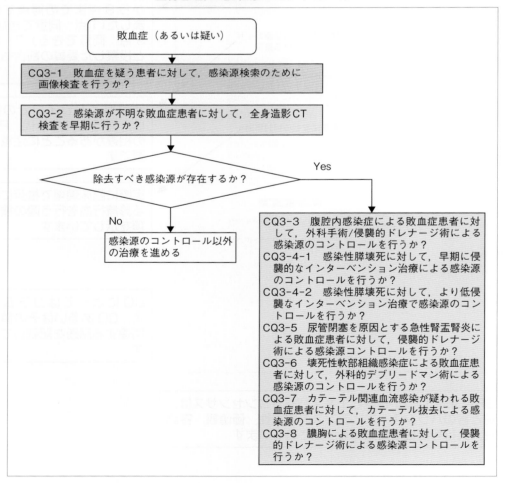

抗菌薬治療

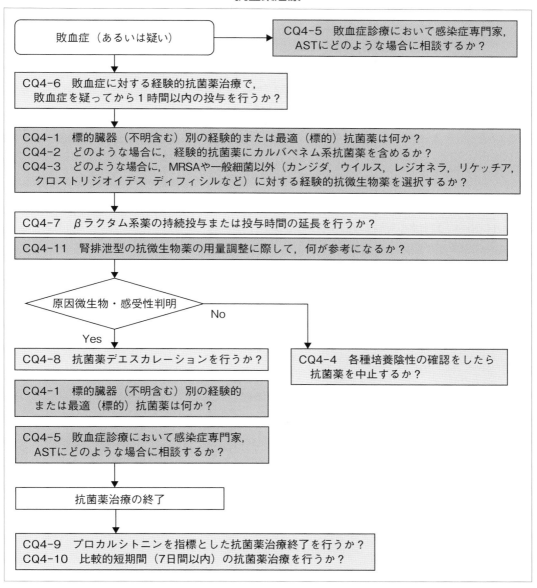

免疫グロブリン（IVIG）療法

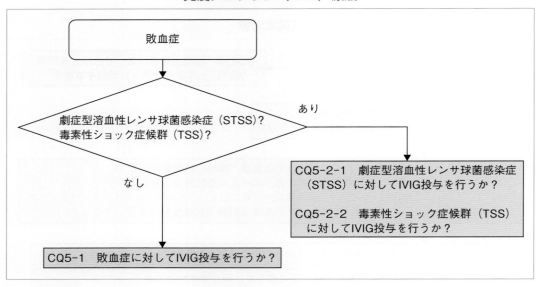

敗血症

劇症型溶血性レンサ球菌感染症（STSS)?
毒素性ショック症候群（TSS)?

あり

なし

CQ5-2-1　劇症型溶血性レンサ球菌感染症
　　　　（STSS）に対してIVIG投与を行うか？

CQ5-2-2　毒素性ショック症候群（TSS）
　　　　に対してIVIG投与を行うか？

CQ5-1　敗血症に対してIVIG投与を行うか？

初期蘇生・循環作動薬

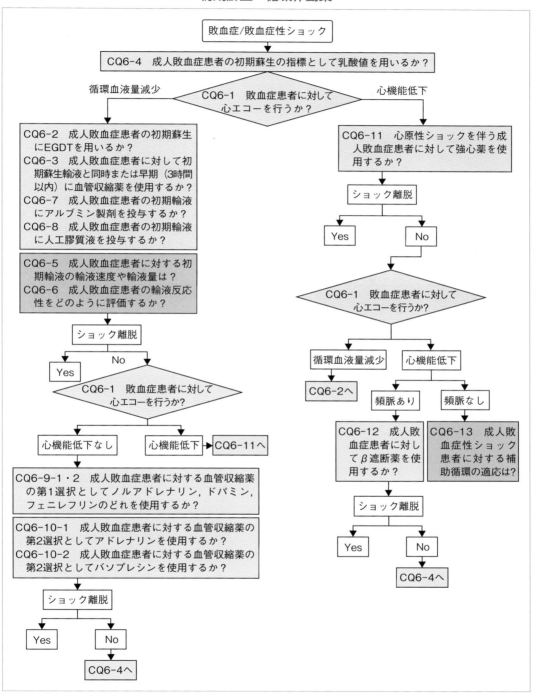

敗血症/敗血症性ショック

CQ6-4　成人敗血症患者の初期蘇生の指標として乳酸値を用いるか？

循環血液量減少

CQ6-1　敗血症患者に対して心エコーを行うか？

心機能低下

CQ6-2　成人敗血症患者の初期蘇生にEGDTを用いるか？
CQ6-3　成人敗血症患者に対して初期蘇生輸液と同時または早期（3時間以内）に血管収縮薬を使用するか？
CQ6-7　成人敗血症患者の初期輸液にアルブミン製剤を投与するか？
CQ6-8　成人敗血症患者の初期輸液に人工膠質液を投与するか？

CQ6-5　成人敗血症患者に対する初期輸液の輸液速度や輸液量は？
CQ6-6　成人敗血症患者の輸液反応性をどのように評価するか？

ショック離脱
Yes　No

CQ6-1　敗血症患者に対して心エコーを行うか？

心機能低下なし　　心機能低下　→　CQ6-11へ

CQ6-9-1・2　成人敗血症患者に対する血管収縮薬の第1選択としてノルアドレナリン，ドパミン，フェニレフリンのどれを使用するか？

CQ6-10-1　成人敗血症患者に対する血管収縮薬の第2選択としてアドレナリンを使用するか？
CQ6-10-2　成人敗血症患者に対する血管収縮薬の第2選択としてバソプレシンを使用するか？

ショック離脱
Yes　No
CQ6-4へ

CQ6-11　心原性ショックを伴う成人敗血症患者に対して強心薬を使用するか？

ショック離脱
Yes　No

CQ6-1　敗血症患者に対して心エコーを行うか？

循環血液量減少　　　心機能低下
CQ6-2へ
頻脈あり　　頻脈なし

CQ6-12　成人敗血症患者に対してβ遮断薬を使用するか？

CQ6-13　成人敗血症性ショック患者に対する補助循環の適応は？

ショック離脱
Yes　No
CQ6-4へ

ステロイド療法

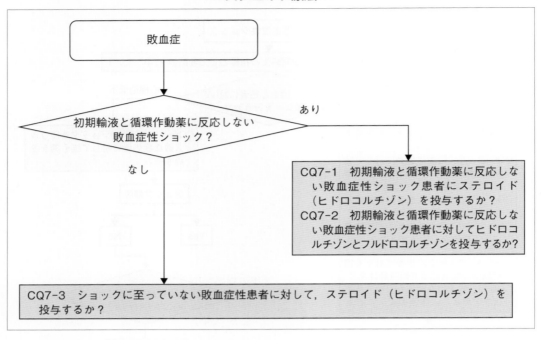

輸血療法

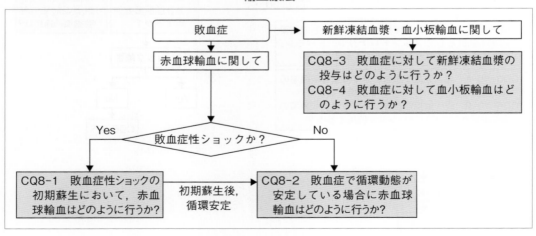

呼吸管理

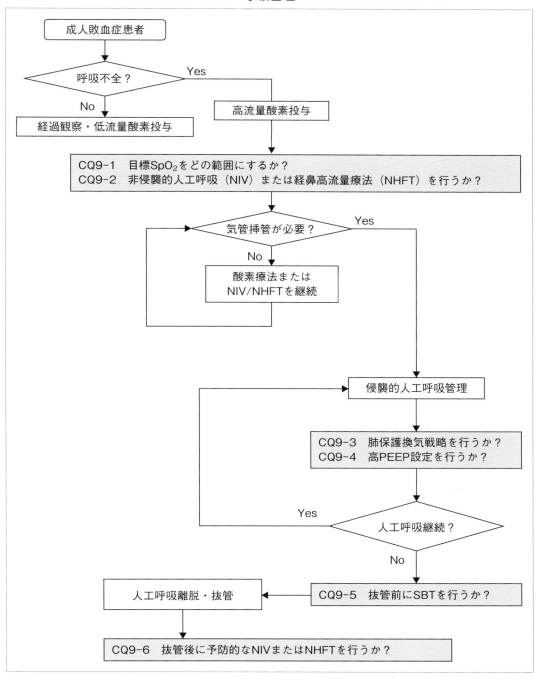

成人敗血症患者

呼吸不全？ — Yes → 高流量酸素投与

No → 経過観察・低流量酸素投与

CQ9-1　目標SpO$_2$をどの範囲にするか？
CQ9-2　非侵襲的人工呼吸（NIV）または経鼻高流量療法（NHFT）を行うか？

気管挿管が必要？ — Yes

No → 酸素療法または NIV/NHFTを継続

侵襲的人工呼吸管理

CQ9-3　肺保護換気戦略を行うか？
CQ9-4　高PEEP設定を行うか？

人工呼吸継続？ — Yes

No → CQ9-5　抜管前にSBTを行うか？

人工呼吸離脱・抜管

CQ9-6　抜管後に予防的なNIVまたはNHFTを行うか？

痛み・不穏・せん妄の管理

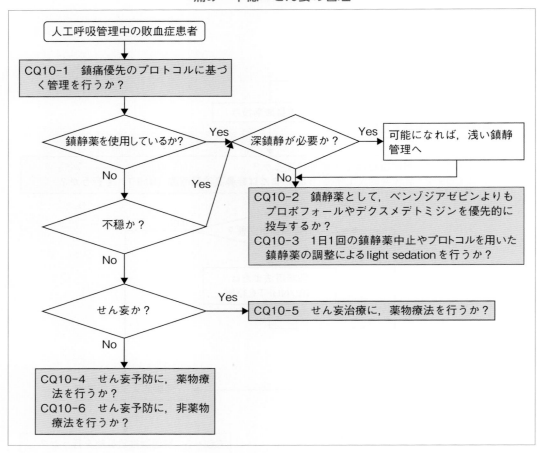

人工呼吸管理中の敗血症患者

CQ10-1　鎮痛優先のプロトコルに基づく管理を行うか？

鎮静薬を使用しているか？ — Yes → 深鎮静が必要か？ — Yes → 可能になれば，浅い鎮静管理へ

深鎮静が必要か？ — No

CQ10-2　鎮静薬として，ベンゾジアゼピンよりもプロポフォールやデクスメデトミジンを優先的に投与するか？
CQ10-3　1日1回の鎮静薬中止やプロトコルを用いた鎮静薬の調整によるlight sedationを行うか？

鎮静薬を使用しているか？ — No

不穏か？ — Yes

不穏か？ — No

せん妄か？ — Yes → CQ10-5　せん妄治療に，薬物療法を行うか？

せん妄か？ — No

CQ10-4　せん妄予防に，薬物療法を行うか？
CQ10-6　せん妄予防に，非薬物療法を行うか？

急性腎障害・血液浄化療法

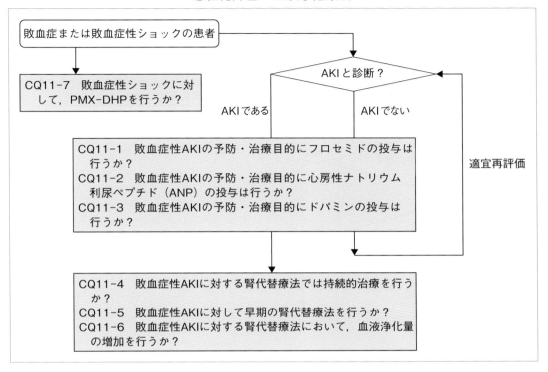

敗血症または敗血症性ショックの患者

CQ11-7 敗血症性ショックに対して，PMX-DHPを行うか？

AKIと診断？

AKIである　　　　　　AKIでない

適宜再評価

CQ11-1 敗血症性AKIの予防・治療目的にフロセミドの投与は行うか？
CQ11-2 敗血症性AKIの予防・治療目的に心房性ナトリウム利尿ペプチド（ANP）の投与は行うか？
CQ11-3 敗血症性AKIの予防・治療目的にドパミンの投与は行うか？

CQ11-4 敗血症性AKIに対する腎代替療法では持続的治療を行うか？
CQ11-5 敗血症性AKIに対して早期の腎代替療法を行うか？
CQ11-6 敗血症性AKIに対する腎代替療法において，血液浄化量の増加を行うか？

栄養療法

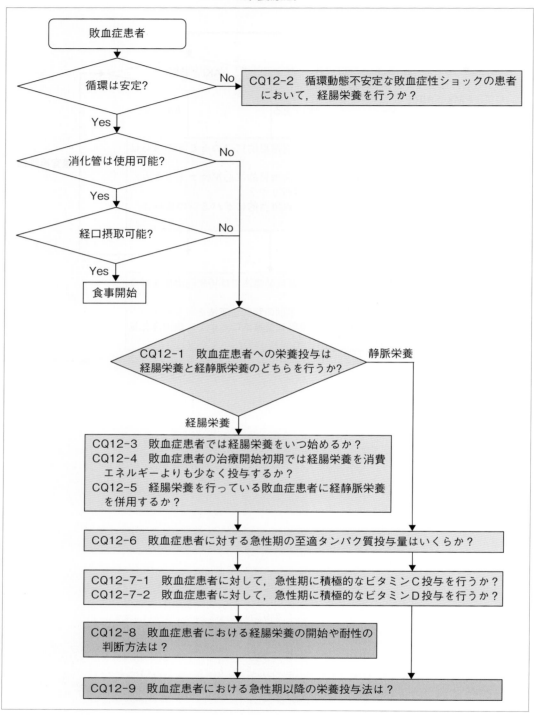

敗血症患者

循環は安定?
No → CQ12-2 循環動態不安定な敗血症性ショックの患者において，経腸栄養を行うか？

Yes

消化管は使用可能?
No

Yes

経口摂取可能?
No

Yes

食事開始

CQ12-1 敗血症患者への栄養投与は経腸栄養と経静脈栄養のどちらを行うか？
静脈栄養

経腸栄養

CQ12-3 敗血症患者では経腸栄養をいつ始めるか？
CQ12-4 敗血症患者の治療開始初期では経腸栄養を消費エネルギーよりも少なく投与するか？
CQ12-5 経腸栄養を行っている敗血症患者に経静脈栄養を併用するか？

CQ12-6 敗血症患者に対する急性期の至適タンパク質投与量はいくらか？

CQ12-7-1 敗血症患者に対して，急性期に積極的なビタミンC投与を行うか？
CQ12-7-2 敗血症患者に対して，急性期に積極的なビタミンD投与を行うか？

CQ12-8 敗血症患者における経腸栄養の開始や耐性の判断方法は？

CQ12-9 敗血症患者における急性期以降の栄養投与法は？

神経集中治療

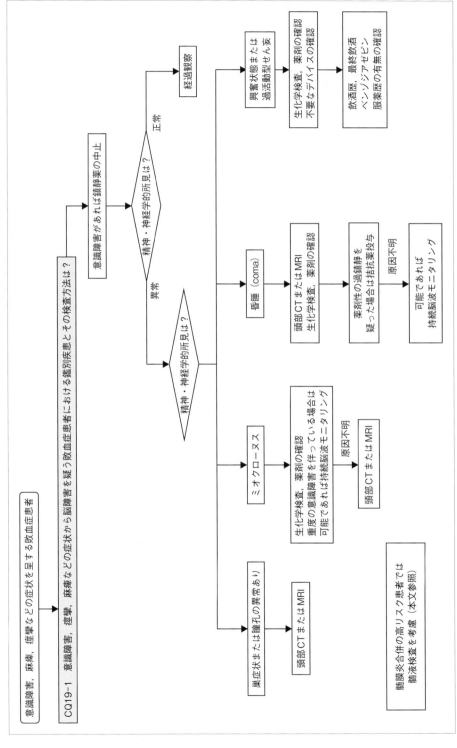

意識障害、麻痺、痙攣などの症状を呈する敗血症患者

CQ19-1　意識障害、痙攣、麻痺などの症状から脳障害を疑う敗血症患者における鑑別疾患とその検査方法は?

意識障害があれば鎮静薬の中止

精神・神経学的所見は?

正常 → 経過観察

異常 → **精神・神経学的所見は?**

興奮状態または過活動型せん妄
- 生化学検査、薬剤の確認
- 不要なデバイスの確認
- 飲酒歴、最終飲酒
- ベンゾジアゼピン服薬歴の有無の確認

昏睡 (coma)
- 頭部CTまたはMRI
- 生化学検査、薬剤の確認
- 薬剤性の過鎮静を疑った場合は拮抗薬投与
- 原因不明
- 可能であれば持続脳波モニタリング

ミオクローヌス
- 生化学検査、薬剤の確認
- 重度の意識障害を伴っている場合は可能であれば持続脳波モニタリング
- 原因不明
- 頭部CTまたはMRI

巣症状または瞳孔の異常あり
- 頭部CTまたはMRI

髄膜炎合併の高リスク患者では髄液検査を考慮 (本文参照)

Patient-and Family-Centered Care

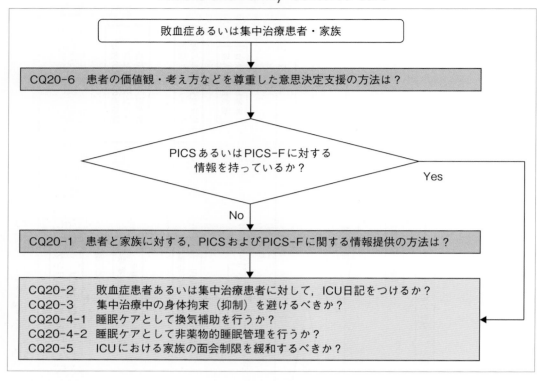

Sepsis treatment system

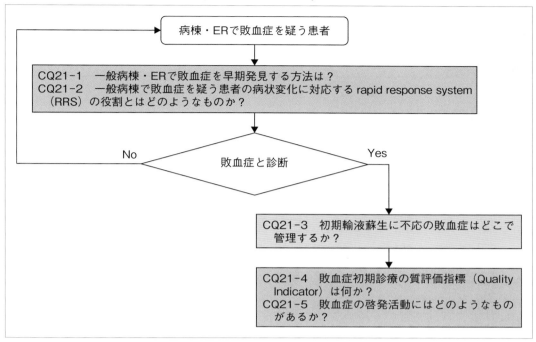

病棟・ERで敗血症を疑う患者

CQ21-1　一般病棟・ERで敗血症を早期発見する方法は？
CQ21-2　一般病棟で敗血症を疑う患者の病状変化に対応する rapid response system
　　　　（RRS）の役割とはどのようなものか？

敗血症と診断　　No　　Yes

CQ21-3　初期輸液蘇生に不応の敗血症はどこで
　　　　管理するか？

CQ21-4　敗血症初期診療の質評価指標（Quality
　　　　Indicator）は何か？
CQ21-5　敗血症の啓発活動にはどのようなもの
　　　　があるか？

ストレス潰瘍

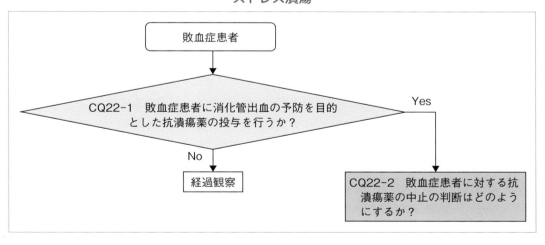

敗血症患者

CQ22-1　敗血症患者に消化管出血の予防を目的
　　　　とした抗潰瘍薬の投与を行うか？　　Yes

No

経過観察

CQ22-2　敗血症患者に対する抗
　　　　潰瘍薬の中止の判断はどのよう
　　　　にするか？

敗血症の定義と診断

CQ1-1　敗血症の定義

Summary

敗血症は，「感染症によって重篤な臓器障害が引き起こされる状態」と定義される．敗血症は，感染症に伴う生体反応が生体内で調節不能な状態となった病態であり，生命を脅かす臓器障害を引き起こす．また，敗血症性ショックは，敗血症の中に含まれる1区分であり，「急性循環不全により細胞障害および代謝異常が重度となり，ショックを伴わない敗血症と比べて死亡の危険性が高まる状態」と定義する．これらは，2016年2月に発表された敗血症の定義「The Third International Consensus Definitions for Sepsis and Septic Shock（Sepsis-3）[1]」に準じる．

1. 解　説

「日本版 敗血症診療ガイドライン（J-SSCG）2020」では，J-SSCG 2016[2-5]と同様に2016年2月に公表されたSepsis-3[1]に準じて，敗血症は感染症により重篤な臓器障害が引き起こされた状態と定義する．また，敗血症性ショックは敗血症に急性循環不全を伴い，細胞障害および代謝異常が重度となる状態と定義する．

1992年に，Sepsis-1[6]の定義が米国集中治療医学会と米国胸部疾患学会により報告され，全身性炎症反応症候群（systemic inflammatory response syndrome：SIRS）の概念が公表された．Sepsis-1により，敗血症は感染症によるSIRSと定義され，菌血症と敗血症は異なる定義として区分されるようになった．しかし，Sepsis-1の定義と診断では，臓器障害の進展や生命予後における診断特異性が低いことが問題とされた．

本ガイドラインで採用したSepsis-3[1]の定義は，感染症における臓器障害の進行に注目したものであり，感染症あるいは感染症を疑う状態において，臓器障害が進展する状態を敗血症として定義している（図1）．Sepsis-1[6]では，感染症あるいは感染症

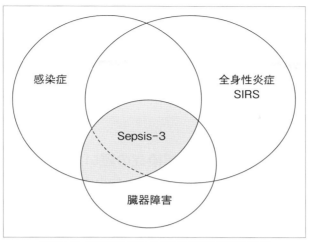

図1 感染症とSIRSと臓器障害の関連性

を疑う状態において全身性炎症反応症候群（SIRS）を合併した場合に敗血症と診断し，さらに臓器障害を進展させた場合に重症敗血症と診断した．Sepsis-3における敗血症とSepsis-1における重症敗血症では，臓器障害にSIRSを伴うかどうかの違いがあることに注意する．

● 文 献 ●

1) Singer M, et al, JAMA 2016；315：801-10
2) 西田　修，他，日集中医誌 2017；24：S1-232
3) 西田　修，他，日救急医会誌 2017；28：S1-232
4) Nishida O, et al, J Intensive Care 2018；6：7
5) Nishida O, et al, Acute Med Surg 2018；5：3-89
6) American College of Chest Physicians/Society of Critical Care Medicine Consensus Conference, Crit Care Med 1992；20：864-74

敗血症の定義と診断

CQ1-2　敗血症の診断と重症度分類

Summary

敗血症は，① 感染症もしくは感染症の疑いがあり，かつ ② SOFA 〔sequential (sepsis-related) organ failure assessment〕スコア（表 1）[1] の合計 2 点以上の急上昇として診断される．敗血症および敗血症性ショックの診断フローを図 1 に示す．

敗血症診断は，病院前救護，救急外来，一般病棟における場合と，集中治療室（intensive care unit：ICU）あるいは ICU に準じる場合に分けて考える．病院前救護，救急外来，一般病棟では，感染症あるいは感染症が疑われる場合には，敗血症のスクリーニングとして quick SOFA（qSOFA）（表 2）を評価する．qSOFA は，① 意識変容，② 呼吸数 ≧ 22 回/min，③ 収縮期血圧 ≦ 100 mmHg の 3 項目で構成される．感染症あるいは感染症が疑われる状態において，qSOFA の 2 項目以上が満たされる場合に敗血症を疑い，早期治療開始や集中治療医への紹介のきっかけとして用いる．

一方，ICU あるいはそれに準じる環境では，SOFA スコア（表 1）を用いる．すでに感染症と診断されている場合や感染症が疑われる状態では，SOFA スコアの推移を評価し，SOFA スコアの 2 点以上の急上昇により敗血症と診断する．

敗血症性ショックは，敗血症の中に含まれる重症度の高い 1 区分であり，「敗血症の中でも急性循環不全により死亡率が高い重症な状態」として区別する．敗血症性ショックの診断は，平均動脈血圧 ≧ 65 mmHg 以上を保つために輸液療法に加えて血管収縮薬を必要とし，かつ血中乳酸値 2 mmol/L（18 mg/dL）を超える場合とする．

1. 解　説

　J-SSCG 2020 では，敗血症の重症度分類は，敗血症と敗血症性ショックの 2 つの区分とする．敗血症の定義に従い，感染症あるいは感染症が疑われる状態において，臓器障害の進展に注目して敗血症の診断と治療にあたる．敗血症診断フロー（図 1）は，J-SSCG 2016，さらに SSCG 2016[2] などの国際的動向に準じる．

● 文　献 ●

1) Vincent JL, et al, Intensive Care Med 1996；22：707-10
2) Rhodes A, et al, Intensive Care Med 2017；43：304-77

表1　SOFA スコア

スコア	0	1	2	3	4
意識					
Glasgow Coma Scale	15	13〜14	10〜12	6〜9	<6
呼吸					
PaO_2/FiO_2 (mmHg)	≧400	<400	<300	<200 および 呼吸補助	<100 および 呼吸補助
循環					
	平均血圧 ≧70 mmHg	平均血圧 <70 mmHg	ドパミン<5 μg/kg/min あるいはドブタミンの併用	ドパミン 5〜15 μg/kg/min あるいはノルアドレナリン≦0.1 μg/kg/min あるいはアドレナリン≦0.1 μg/kg/min	ドパミン>15 μg/kg/min あるいはノルアドレナリン>0.1 μg/kg/min あるいはアドレナリン>0.1 μg/kg/min
肝					
血漿ビリルビン値 (mg/dL)	<1.2	1.2〜1.9	2.0〜5.9	6.0〜11.9	>12.0
腎					
血漿クレアチニン値 (mg/dL)	<1.2	1.2〜1.9	2.0〜3.4	3.5〜4.9	>5.0
尿量 (mL/day)				<500	<200
凝固					
血小板数 (×10^3/μL)	≧150	<150	<100	<50	<20

表2　quick SOFA (qSOFA) スコア

意識変容
呼吸数≧22 回/min
収縮期血圧≦100 mmHg

感染症あるいは感染症を疑う病態で，qSOFA スコアの3項目中2項目以上が存在する場合に敗血症を疑い，集中治療管理を考慮する．

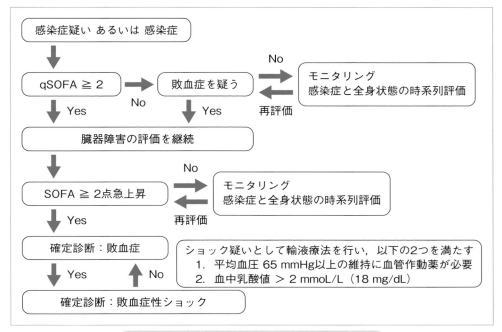

図1　敗血症と敗血症性ショックの診断フロー

感染の診断

CQ2-1 血液培養はいつ採取するか？

Answer
抗菌薬投与前に2セット以上採取する（Good Practice Statement）.

1. 背景および本CQの重要度

　敗血症・敗血症性ショックの診療では，原因となる病原微生物の同定が極めて重要であり，適切な治療につながる．血液培養に関する一般的な推奨を記述することは，良質なエビデンスの有無にかかわらず重要であるとされているが，依然として周知徹底されていないため，本ガイドラインでも踏襲する[1,2].

　救急外来などで，未治療の敗血症疑い患者に対し，アルゴリズム的に抗菌薬投与前に血液培養2セット以上を可及的速やかに採取することが重要である．術後感染や入院患者の敗血症の場合は事前に抗菌薬が投与されている場合が少なくない．このような患者においても，できるだけ早急に血液培養2セット以上を採取することが重要である．

2. 解　説

　一般的に，菌血症は，心内膜炎，中心静脈カテーテル感染，肺炎，膿瘍，骨髄炎，腹腔内感染症，尿路感染症などの感染症で生じ，高い死亡率をきたしている[3].各種の迅速診断法が開発されているものの[4]，現在でも血液培養は菌血症を診断する上で

の標準的検査法である．血液培養を採取するタイミングに関する良質なエビデンスがなく，本CQに対し明確な推奨の提示はできない.

　これまで，菌血症を疑う症状（発熱，悪寒・戦慄，低血圧，頻呼吸など）の出現，原因不明の低体温，低血圧，意識障害（特に高齢者），白血球数増加や減少，代謝性アシドーシス，免疫不全患者における呼吸不全・急性腎障害・急性肝機能障害などが見られたら敗血症を疑い，できるだけ早急に血液培養を2セット以上採取することが推奨されている[5].その中でも特に，38.5℃以上の発熱や戦慄が生じた場合は早急に血液培養を2セット以上採取することが勧められている．しかしながら，菌血症の可能性が低い場合の発熱や白血球上昇だけでは，無理に血液培養を採取しなくてもよいとする報告もある[6].

　原則として，抗菌薬の治療開始が遅滞することのないよう留意しつつ，抗菌薬投与前に採取することが重要である．なぜなら，抗菌薬投与後では検出感度が低下し，菌を同定できない場合が多いためである[7].抗菌薬治療中であれば，抗菌薬濃度

がトラフ付近，すなわち次回の抗菌薬投与直前に採取する．また，治療に対する反応が乏しく，抗菌薬を変更する際もあらためて採取することが望ましい．

採血量に関しては多く採取すればするほど菌を同定する割合が高くなることは知られている[8]．しかしながら，採血量が多くなると医原性貧血を引き起こす可能性があり，一般的には1セット当たり20〜30 mLの採血量が推奨されている．本邦では，汎用されている血液ボトルが10 mLのものが多いため，1セット当たり20 mLが一般的である．Cheruvanky ら[9]は，医療経済学的にも30 mLに比べて20 mLのほうが良いと報告している．

何セット採取するかとの問題に関しては，1セットだけでは感度の低下とコンタミネーションを排除できないことより否定的であり，少なくとも2セット，可能なら3セット採取するのが望ましいとの報告がある[8,10]．実際，血液培養の陽性率は5〜13％に過ぎず，20〜56％でコンタミネーションがあるといわれている[11]．セットの数を増やせば感度は上昇する（1セットなら約80％，2セットなら約89％，3セットなら約98％との報告あり[7]）．なお，4セット以上採取しても感度の上昇は見込めず，患者負担が多くなるので避けるべきである．

コンタミネーションの疑いを減らすために，適切な皮膚消毒，複数セットの採血が必要である．適切な皮膚消毒として，1％グルコン酸クロルヘキシジン，ポピドンヨード，70％アルコールのうちどれが最適な消毒薬かは依然として不明であるが，これらの薬剤を用いて正確な無菌操作を遵守することが重要であることは間違いない[12]．

なお，本CQに関して，担当班から「抗菌薬投与前に2セット以上採取する」という意見文が提案され，委員の全会一致により，「Good Practice Statement（GPS）」として可決された．

● 文 献 ●

1) 西田　修，他，日集中医誌 2017；24：S1-232
2) 西田　修，他，日救急医会誌 2017；28：S1-232
3) Long B, et al, J Emerg Med 2016；51：529-39
4) Huang TD, et al, J Clin Microbiol 2019；57：e01597-18
5) Chandrasekar PH, et al, Arch Intern Med 1994；154：841-9
6) Coburn B, et al, JAMA 2012；308：502-11
7) Phau J, et al, Crit Care 2013；17：R202
8) Cockerill FR, et al, Clin Infect Dis 2004；38：1724-30
9) Cheruvanky A, et al, J Clin Microbiol 2016；54：64-7
10) Lee A, et al, J Clin Microbiol 2007；45：3546-8
11) Lamy B, et al, Front Microbiol 2016；7：697
12) Kiyoyama T, et al, J Clin Microbiol 2009；47：54-8

感染の診断

CQ2-2 血液培養以外の培養検体は，いつ採取するか？

> ### Answer
> 抗菌薬投与前に必要に応じて血液培養以外の各種培養検体を採取する（Good Practice Statement）.

1. 背景および本 CQ の重要度

　敗血症・敗血症性ショックの診療において，感染臓器および原因微生物の同定は極めて重要である．J-SSCG 2016 においても，臨床像から感染源となっている可能性が否定できない部位からの検体を抗菌薬開始前に採取しておくことは感染臓器および原因微生物の同定に極めて重要であることが述べられており[1,2]，本 CQ の重要度は高い．

2. 解　説

　血液培養は血流感染や菌血症を診断する標準的検査法とみなされている．敗血症性ショック患者では血液培養検査の陽性率は69％との報告があるが，発熱があるからといって血液培養検査を行っても陽性率は高くないため，血液培養には限界がある[3]．特に，尿路感染，肺炎，髄膜炎といった感染症によって生じた敗血症の場合，血液培養だけで感染臓器および原因微生物を同定することは極めて難しい．多くのガイドラインでは，臨床像より感染源となっている可能性が否定できない部位から検体を，できる限り抗菌薬開始前に採取することは，

予後を改善するというエビデンスはないものの推奨されている[4-6].

　肺炎に関しては，肺炎の病態によって診断，治療は異なるが，喀痰培養が診断の手助けになる．しかしながら，喀痰は上気道のコンタミネーションのリスクを伴っているため，胸水，血液培養の結果と一致していない場合には解釈に注意が必要である．患者が重症で人工呼吸管理のために気管挿管されている場合，気管内吸引痰を採取して定量培養を行い，菌数が 10^4 CFU/mL 以上であれば原因菌の可能性が高いと報告されている（抗菌薬投与前の吸引痰で，感度90％，特異度77％）[7]．また，人工呼吸器関連肺炎の診断においては，気管内吸引痰で菌が分離されない場合には原因菌でない確率が94％であるとの報告がある[8]．さらに，肺炎が原因または合併している ARDS の場合にも，気管支肺胞洗浄液の微生物検索は治療方針決定のためにも重要であり，患者の免疫力が低下している場合は，ニューモシスチス肺炎や肺真菌症の除外のためにも有用である[9].

　尿路感染症の多くは，大腸常在菌による

上行性尿路感染であり，原因菌の証明と薬剤感受性を調べるために抗菌薬投与前に尿培養検査を施行する．再発性または難治性の場合には抗菌薬投与が行われているため，2〜3日間の抗菌薬休薬をはさんで尿培養検査を施行する[5,10]．

　細菌性髄膜炎に関しては，血液培養・髄液培養の有用性を確認したRCTはないが，頭部CTや臨床所見より脳ヘルニアが疑われず，腰椎穿刺が禁忌でない限り，頭痛，意識障害などにより髄膜炎を疑うすべての患者に抗菌薬投与前に髄液を採取することが望ましい[6]．しかしながら，髄液採取に時間がかかる場合には抗菌薬投与を優先すべきである．髄液培養の陽性率は未治療では70〜80%，抗菌薬治療後では50%以下といわれている[11]．細菌性髄膜炎において，髄液培養の陽性率は採取量が多いほど，また遠心（1,500〜2,500×g，15分）を行うほど検出率は高くなる[12]．

　なお，本CQに関して，担当班から「抗菌薬投与前に必要に応じて血液培養以外の各種培養検体を採取する」という「GPS文案」が提案され，委員の全会一致により，可決された．

● 文　献 ●

1) 西田　修, 他, 日集中医誌 2017；24：S1-232
2) 西田　修, 他, 日救急医会誌 2017；28：S1-232
3) Coburn B, et al, JAMA 2012；308：502-11
4) 日本呼吸器学会成人肺炎診療ガイドライン2017作成委員会 編, 成人肺炎診療ガイドライン2017
5) 山本新吾, 他, 日化療会誌 2015；64：1-30
6) 「細菌性髄膜炎診療ガイドライン」作成委員会 編, 細菌性髄膜炎診療ガイドライン2014
7) El Solh AA, et al, Crit Care 2007；11：R57
8) Blot F, et al, Am J Respir Crit Care Med 2000；162：1731-7
9) 3学会合同ARDS診療ガイドライン2016作成委員会 編, ARDS診療ガイドライン2016
10) Ishikawa K, et al, J Infect Chemother 2011；17：126-38
11) McGill F, et al, Lancet 2016；388：3036-47
12) Gray LD, et al, Clin Microbiol Rev 1992；5：130-45

感染の診断

CQ2-3 抗菌薬投与前のグラム染色は有用か？

> ### Answer
> 経験的治療に採用する抗菌薬を選択する際に，培養検体のグラム染色所見を参考にすることを弱く推奨する（エキスパートコンセンサス：エビデンス不十分）．

1. 背景および本CQの重要度

J-SSCG 2016[1,2]で指摘されたように，経験的治療に採用する抗菌薬を選択する際に，グラム染色所見を参考にするというプラクティスは広く普及しており，病態生理の側面からも一定の妥当性があると考える．また，実際にグラム染色は簡便で迅速に施行することができ，しかも安価である．本ガイドラインにおいてもグラム染色が有用であるか否かは，重要な課題であり，意見を記述しておくべきであると考える．

2. PICO

P（患者）：感染症，敗血症，敗血症性ショックを疑う患者．
I（介入）：血液培養検査判明前にグラム染色を行う．
C（対照）：非介入．
O（アウトカム）：病院死亡，ICU滞在日数，あらゆる重篤な副作用，感染性合併症，血圧低下．

3. エビデンスの要約

システマティックレビューを行ったが，PICOに合致するRCTは存在しなかった．

4. 益と害のバランス

望ましい効果：経験的治療で用いる抗菌薬を選択する際に，参考になる場合がある．また，市中肺炎，尿路感染，細菌性髄膜炎などで比較的良好な特異度が報告されている．

IDSAの市中肺炎のガイドライン2019[3]では，治療前の喀痰のグラム染色と培養は行うべきとなっている．

JAID/JSC感染症治療ガイドライン2015[4]の尿路感染症・男性性器感染症では，カテーテル関連尿路感染症の場合，尿のグラム染色が原因菌の推定に役立つことが示されている．成人肺炎患者において，入院患者の下気道から分離される菌は定着菌であることも多いため，好中球貪食像の有無による起炎菌の判定にグラム染色が有用である．グラム染色所見に基づく抗菌薬選択は適切なempiric therapyにつながり，

に分けて診断精度研究のSRを行った。「集中治療部門」で対象となった論文は計9編で、各バイオマーカーのメタ解析で統合された論文は、CRP 7編、PCT 9編、P-SEP 4編、IL-6 6編である。

その結果を基にエビデンスプロファイル（EP）、Evidence to decision（EtD）をまとめ、GRADEで評価を行い、「集中治療室において敗血症診断のバイオマーカーとして、CRP、PCT、P-SEPを測定することを弱く推奨する。IL-6を測定しないことを弱く推奨する」という推奨文を提示し、委員会での投票が行われた。2回の投票の結果、合意形成に至らなかった（同意中央値7点、不一致指数0.0184）。委員からは、「感染症ではなく敗血症の診断において、バイオマーカー単独の役割はあくまで補助的である」「CRPがPCT、P-SEPと同じ弱い推奨、IL-6だけが弱い非推奨とする評価は、適切とはいえない」などの意見が出された。委員会で議論を重ねた結果、最終的に本CQはBQとして扱うほうが適切と判断した。

3. 解　説

以下の解説は、SRの結果およびGRADEの推奨工程として作成したEP*を参考に作成した。

本CQにおけるSRの結果では、ICUにおいて、敗血症を疑った時のバイオマーカー検査の感度、特異度は、CRPでは71％、61％、PCTでは74％、70％、P-SEPでは82％、73％、IL-6では72％、76％で

あり、この結果は、感度、特異度とも十分に高いとも、低いともいえないものである。

SRに用いた個々の論文[3-6]からは、バイオマーカーが敗血症の診断に対して有意義な結果をもたらす可能性も示唆される。一方で、バイオマーカー測定結果が、患者の状況、採血した時期など様々な要因により変化したり、細菌の種類、感染部位によっても影響を受けることにも注意が必要である。そのため、メタ解析から得られた感度、特異度を具体的に提示した上で、様々な状況下に置かれた読者に個々に判断していただくこととした。

当委員会では、「バイオマーカー単独による敗血症診断は一般的に困難と考えられ、その使用はいずれも全身状態観察などに加えた補助的な位置づけといえる」というAnswerを提示する。

*メタ解析に用いた論文、エビデンスプロファイル（EP）についてはガイドライン本編の引用文献、表を参照。

● 文　献 ●

1) 西田　修，他，日集中医誌 2017；24：S1-232
2) 西田　修，他，日救急医会誌 2017；28：S1-232
3) Ali FT, et al, Clin Chim Acta 2016；460：93-101
4) Balci C, et al, Crit Care 2003；7：85-90
5) Du B, et al, Chin Med J (Engl) 2003；116：538-42
6) Angeletti S, et al, Dis Markers 2015；2015：951532

画像診断と感染源のコントロール

1 敗血症を疑う患者に対して，感染源検索のために画像検査を行うか？

Answer
感染源が明らかでない場合は，感染源検索のために画像検査を行う（Good Practice Statement）.

1. 背景および本CQの重要度

　早期の感染源のコントロールは，敗血症患者の転帰改善につながる重要な治療法である．そのため敗血症を疑う患者に対して，コントロールが必要な感染源が存在するかどうかを早期に評価することは重要であり，その手段として画像検査を考慮する必要があると考え，本CQの立案に至った.

2. 解　説

　感染源検索のための画像検査には，単純X線，超音波検査，CT検査，MRI検査があり，部位により有用性の高い検査方法は異なる．以下に各臓器・疾患に特有と考えられる画像診断法について解説する（**表1**）.

1 頭頸部

・**脳膿瘍**：CT検査はMRI検査に比して緊急検査として施行しやすいため，先行して施行される場合が多い．造影MRI検査は，膿瘍の被膜や周囲組織への炎症の波及を検出できるため最も推奨される画像検査である.

・**頸部膿瘍（降下性縦隔炎）**：体表に近い頸部膿瘍は超音波検査で検出可能であるが，深頸部の膿瘍の検出には限界があり，CT検査が有用である．造影剤を用いたCT検査は，感染による液体貯留と血管などの構造物を明瞭に鑑別できるため推奨される検査である.

2 胸　部

・**膿胸**：単純X線検査，超音波検査は第1選択の検査である．膿胸を疑う際，造影CT検査は感染源のコントロールの実施や治療経過の評価を行うための指標として有用な検査である.

・**感染性心内膜炎**：感染性心内膜炎の診断基準（Dukeの診断基準）の2大項目の1つは心臓超音波検査所見であり，感染性心内膜炎を疑う場合は，全症例に対して，経胸壁心臓超音波検査をファーストライン（first-line）として実施する．経食道心臓超音波検査の感染性心内膜炎に対する診断精度は，経胸壁に比べ優れているため，必要例に経食道心臓超音波検査を追加することが推奨されている.

3 腹　部

・**腸管穿孔・腹膜炎**：単純X線検査，超音波検査は最初に施行される検査である．さらに評価が必要な場合は，引き続きCT検査を行う．臓器や腸管の虚血の有無など詳細な評価が必要な場合は，造影CT検査が推奨される（急性腹症ガイドライン）.

表1 感染源のコントロールが必要な疾患と画像検査

部　位	疾　患	主に想定される検査			
		単純X線	超音波検査	CT検査	MRI検査
頭頸部	脳膿瘍・髄膜脳炎			○ 造影	○ 造影，FLAIR像 （脳炎）
	頸部膿瘍（降下性縦隔炎）		○	○ 造影	
胸部	膿胸	○	○	○ 造影	
	感染性心内膜炎		○		
腹部	腸管穿孔・腹膜炎	○	○	○ 造影	
	胆嚢炎・胆管炎		○	○ 造影	○ （MRI/MRCP）
	閉塞性尿路感染症	○	○	○	
その他	壊死性軟部組織感染症			○ 造影	

経胸壁に比べ経食道心臓超音波検査のほうが感染性心内膜炎の診断精度は優れている．

・**胆嚢炎・胆管炎**：超音波検査・CT検査は最も推奨される検査である．造影CT検査では有用な所見を描出できる．また，MRI/MRCPも画像検査の選択肢として推奨されている．
・**閉塞性尿路感染症**：超音波検査がファーストラインとして実施すべき検査である．もし，閉塞性尿路感染症を疑う所見を認めれば，閉塞の原因を精査するためにCT検査を実施することが推奨されている．

4　その他

壊死性軟部組織感染症：造影CT検査は軟部組織の腫脹や軟部組織内の液体貯留を検出可能であり，施行すべき検査である．

しかしながら，壊死性筋膜炎の確定診断を造影CT検査のみでは行えない．壊死性筋膜炎の確定診断は，外科的に皮下組織・筋膜を試験開創し，筋膜・筋を直接観察することが必要である．

　画像検査は，最適な治療法の選択を可能にするという観点で有益である．一方，X線被曝・造影剤使用のリスク，特に重症患者の場合は検査室へ移動中の急変のリスクなどの害があることも十分に認識する必要がある．

画像診断と感染源のコントロール

CQ3-2 感染源が不明な敗血症患者に対して，全身造影 CT 検査を早期に行うか？

> ### Answer
> 感染源が不明な敗血症患者に対して，可及的速やかに全身造影 CT 検査を行うことを弱く推奨する（エキスパートコンセンサス：エビデンス不十分）．

1. 背景および本 CQ の重要度

　敗血症では，感染源に対する早期に適切な治療介入が推奨されている[1]．感染源が不明である場合，早期に感染源の検索を行うことは治療方針を策定するためにも必要不可欠であり，本邦で普及している画像診断としての CT 検査を行うことは，局所診断および感染源の重症度を判断するためにも重要である．そのため，本ガイドラインの CQ として取り上げた．

2. PICO

P（患者）：感染源が不明な敗血症，敗血症性ショック患者．
I（介入）：全身造影 CT 検査を行う．
C（対照）：全身造影 CT 検査を行わない．
O（アウトカム）：28 日死亡，病院死亡，ICU 滞在日数，造影剤腎症，検査移動のリスク．

3. エビデンスの要約

　システマティックレビューの結果，PICO に合致した敗血症診断基準を満たした患者および集中治療患者を対象とした RCT は，過去に施行されていないことが確認された．

4. 益と害のバランス

望ましい効果：感染源が不明な敗血症では，標準治療を行っても全身状態の改善に至らない可能性がある．したがって，生命予後改善のためには早期に全身造影 CT 検査を施行し，感染源を明らかにする努力が必要であり，その結果によって患者にとって望ましい治療介入が可能となると考えられる．

望ましくない効果：全身造影 CT 検査に際しては，ICU や病棟からの移動が必要である．ショック合併している場合など移動に伴うさらなる循環動態の不安定化が懸念される．また，造影剤を使用することから，ヨード剤アレルギーや造影剤腎症の発症も懸念される．

益と害のバランス：PICO に合致する RCT は存在せず，不明であるが，患者の状態によってそのバランスは異なると考えられる．少なくとも感染源が不明である場合には，全身造影 CT 検査を施行することにより感染源が判明する可能性がある．移動に伴う循環動態の不安定化や造影剤腎症，ヨード剤アレルギーなどの害との比較では

益が上回るものと考えられる.

5. アウトカム全般に関するエビデンスの確実性

システマティックレビューを行ったが,PICO に合致する RCT は存在しなかった.

6. 価値観

死亡率が低下することについて,患者・家族は一般的に重視すると考えられ,不確実性やばらつきはないと考えられる.

7. 容認性

検査室への移動を伴うため,医師,看護師などの医療従事者の仕事量が増大するが,ICU での仕事の範疇であり,特にその影響は少ないと考えられる.全身造影 CT 撮像に伴うコストの増大があるが,全体の診療に占める割合は非常に少なく容認性は妥当なものといえる.

8. 実行可能性

本邦は世界の中で人口当たりの CT 撮像装置の普及が最も進んだ地域であり,敗血症診療を行う多くの施設に装備されており,実行可能であると考えられる.

9. 推奨グレーディング決定の工程

修正 Delphi 法を用いた投票によって,中央値 8,見解不一致指数 0.164 の結果となり,委員会で採択された(7 点以上:95.8%).

10. 関連する他の診療ガイドラインにおける推奨

Surviving Sepsis Campaign Guidelines 2016 では,画像診断を行うことを強く推奨している[2].

11. 実施に関わる検討事項

感染源の検索としてすべての臓器に対し造影 CT が有用とは限らない.臓器に特異的な検査方法が優先される場合もあり,感染源不明の敗血症における臓器別の造影 CT の有用性について検討が必要である.

● 文　献 ●

1) De Waele JJ, Arch Surg 2010;395:489-94
2) Rhodes A, et al, Intensive Care Med 2017;43:304-77

画像診断と感染源のコントロール

CQ3-3 腹腔内感染症による敗血症患者に対して，外科手術/侵襲的ドレナージ術による感染源のコントロールを行うか？

Answer
腹腔内感染症による敗血症患者に対して，可及的速やかに外科手術/侵襲的ドレナージ術（膿瘍ドレナージ，胆道/胆囊ドレナージを含む）による感染源のコントロールを行うことを弱く推奨する（エキスパートコンセンサス：エビデンス不十分）．

1. 背景および本CQの重要度

腹腔内感染症は，適切な感染源のコントロール（外科手術または膿瘍/胆道/胆囊ドレナージを含むドレナージ術）の必要な病態であり，敗血症ガイドラインに取り上げる重要臨床課題である．そのため，本ガイドラインのCQとして取り上げた．

2. PICO

P（患者）：腹腔内感染症による敗血症患者．
I（介入）：感染源のコントロール〔外科手術またはドレナージ術（膿瘍ドレナージ，胆道/胆囊ドレナージを含む）〕を行う．
C（対照）：感染源のコントロール〔外科手術またはドレナージ術（膿瘍ドレナージ，胆道/胆囊ドレナージを含む）〕を行わない．
O（アウトカム）：28日死亡，病院死亡，ICU滞在日数，病院滞在日数，感染源のコントロールに伴う合併症．

3. エビデンスの要約

システマティックレビューの結果，PICOに合致した敗血症診断基準を満たした患者および集中治療患者を対象としたRCTは，過去に施行されていないことが確認された．

4. 益と害のバランス

望ましい効果：下部消化管穿孔による汎発性腹膜炎など，感染源のコントロールを行わずに通常の抗菌薬治療のみでは改善する可能性が非常に乏しい腹腔内感染症による敗血症では，迅速な感染源のコントロールを行うことにより患者に益する可能性が高いと考える．

望ましくない効果：実際の臨床で生じ得る予想される害としては，外科手術またはドレナージ術施行に関連し，出血・臓器損傷・生体侵襲による全身状態悪化・感染などが考えられる．

的手技またはデバイスや抗菌薬治療歴がある．海外渡航歴のある敗血症では，マラリアや髄膜炎菌感染症，ウイルス性出血熱，レプトスピラ症，リケッチア症などの全身性感染症や，薬剤耐性菌による感染症を考慮する[8,9]．国内でもダニ媒介感染症流行地への旅行歴があれば，リケッチア感染症（日本紅斑熱，ツツガムシ病）や重症熱性血小板減少症候群（SFTS）を鑑別に含める[10]．また，宿主要因として年齢は重要である．たとえば，髄膜炎の原因菌は50歳以上か否かで異なっている[11]．レジオネラ症の約90%は50歳以上での発生である[12]．

感染巣と患者背景から原因微生物を想定した後，適宜迅速微生物診断法を実施する．グラム染色が実施可能なら，検体の質を踏まえた上で，カバーの過不足がないかを確認する[13]．

原因微生物の想定・確認をした後に，臓器移行性やスペクトラム（耐性菌の可能性を含む）および臨床的なエビデンスを踏まえて抗菌薬を選択する．

世界的に薬剤耐性の問題が大きくなってきており[14,15]，各地域・施設のローカル・データの把握が重要である[1,2]．アンチバイオグラムは種々の目的で提出された検体の集計なので，抗菌薬開始前の検体のみを集めた実際の感受性率よりも耐性度が高く示されるという報告があり注意して使用する[16]．また，患者自身の検査歴に耐性菌検出歴がある場合は，必ずしも原因微生物になるとは限らないが，カバーすべきかの判断を要する．

敗血症における経験的抗菌薬は，想定される原因微生物のカバー漏れを少なくするように選択するが，原因微生物が確定すれば標的抗菌薬に移行することが前提の治療でもある．そこで，**表2**（原因微生物別の標的治療薬）に，敗血症診療で遭遇する可能性が高い標的抗菌薬リストを感受性パターン別に示した．

● 文 献 ●

1) Oda S, et al, J Intensive Care 2014；2：55
2) 日本版 敗血症治療ガイドライン．日集中医誌 2013；20：124-73
3) Patel JB, et al, Clinical and Laboratory Standards Institute, Performance Standards for Antimicrobial Susceptibility Testing (27th ed). CLSI M100-S27, 2017
https://webstore.ansi.org/standards/clsi/clsim100s27（参照 2020-10-02）
4) Ogura H, et al, J Infect Chemother 2014；20：157-62
5) Abe T, et al, J Intensive Care 2019；7：28
6) van Vught LA, et al, JAMA 2016；315：1469-79
7) Leligdowicz A, et al, Am J Respir Crit Care Med 2014；189：1204-13
8) Hayakawa K, et al, Am J Infect Control 2016；44：e257-9
9) Southeast Asia Infectious Disease Clinical Research Network, Lancet Glob Health 2017；5：e157-67
10) Yamaji K, et al, J Infect Chemother 2018；24：499-504
11) van de Beek D, et al, Clin Microbiol Infect 2016；22：S37-62
12) (Topic) Legionellosis, January 2008-December 2012. IASR 2013；34：155-7
https://www.niid.go.jp/niid/en/iasr-vol34-e/865-iasr/4237-tpc400.html（参照 2020-10-02）
13) Stevens DL, et al, Clin Infect Dis 2014；59：147-59
14) Bretonnière C, et al, Intensive Care Med 2015；41：1181-96
15) National Action Plan on Antimicrobial Resistance (AMR). 2016
16) Ti TY, et al, Eur J Clin Microbiol Infect Dis 2003；22：242-5

抗菌薬治療

◆利用にあたって◆

　本表は，各種感染症に関するガイドラインおよび日本感染症学会/日本化学療法学会感染症治療ガイドを参照し，下記の考え方を加味して，敗血症に関係するものを一覧にまとめたものである．実践的にするために，代表的な選択肢を提示した．

　経験的治療薬は，その性格上唯一絶対的な選択肢として提示することは難しく，各種ガイドラインにおいてもエビデンスと専門家の意見による提案として提示されるが，作成された年代および地域のアンチバイオグラムによっても，各施設で利用可能な採用抗菌薬の種類によっても左右される．本表は，各施設の敗血症および抗菌薬適性使用支援チームの専門家が，施設ごとの抗菌薬ガイドラインを作成する際の参考にできる．

感染巣	患者背景・病態		主に想定される原因菌	薬剤の例（VCM の用量は注釈＊k を参照）	備　考
肺炎＊a	市中	下記以外	肺炎球菌，インフルエンザ桿菌，クレブシエラ，マイコプラズマ，レジオネラ	CTRX 2 g 24 時間毎[1]±AZM 500 mg 24 時間毎[1]	レジオネラリスクは CQ4-3 を参照
		インフルエンザ後，壊死性肺炎	上記＋黄色ブドウ球菌（市中型 MRSA を含む）	CTRX 2 g 24 時間毎[1,2]±VCM[1,2]＊k	MRSA リスクは CQ4-3 を参照
	医療関連・人工呼吸器関連		肺炎球菌，大腸菌，緑膿菌，黄色ブドウ球菌	「CFPM 2 g 8 時間毎 or TAZ/PIPC 4.5 g 8 時間毎」±VCM[1]＊k	早期あるいは耐性菌リスクがない場合には市中肺炎の選択肢が適用可能 MRSA リスクは CQ4-3 を参照
	細胞性免疫低下＋ニューモシスチス予防なし＋両側陰影		ニューモシスチス	ST トリメトプリムとして 240～320 mg 8 時間毎 or ペンタミジン 4 mg/kg 24 時間毎[1]	ST：トリメトプリムとして 15 mg/kg/日≒本邦の ST 合剤（1 錠または 1 g 中のトリメトプリムは 80 mg）で 1 回 3～4 錠または 3～4 g 8 時間毎
尿路感染症＊b	市中（ESBL 産生菌リスク低い）		大腸菌	CTRX 1～2 g 24 時間毎[1]	ESBL 産生菌リスクは CQ4-2 を参照
	市中（ESBL 産生菌リスク高い）			CMZ 1～2 g 8 時間毎[3,4] or TAZ/PIPC 4.5 g 8 時間毎[5] or MEPM 1 g 8 時間毎[1]	
	医療関連		大腸菌，クレブシエラ，エンテロバクター，緑膿菌，腸球菌	「TAZ/PIPC 4.5 g 8 時間毎 or MEPM 1 g 8 時間毎」±VCM[1]＊k	VCM はグラム染色でレンサ状グラム陽性球菌を認める場合などに追加

胆道・腹腔内感染症*c	市中（ESBL産生菌リスク低い）	大腸菌，バクテロイデスなどの嫌気性菌	SBT/ABPC 3 g 6 時間毎[6] or「CTRX 2 g 24 時間毎＋MNZ 500 mg 8 時間毎」[6]	ESBL 産生菌リスクはCQ4-2 を参照 SBT/ABPC を選択肢にしてよいか，施設・地域のアンチバイオグラムを確認する
	市中（ESBL産生菌リスク高い）		CMZ 1〜2 g 8 時間毎[6] or TAZ/PIPC 4.5 g 8 時間毎[1]	
	医療関連	大腸菌，バクテロイデスなどの嫌気性菌，エンテロバクター，緑膿菌，腸球菌±カンジダ	「TAZ/PIPC 4.5 g 8 時間毎 or（CFPM 2 g 8 時間毎＋MNZ 500 mg 8 時間毎）or MEPM 1 g 8 時間毎」[1,6]±MCFG 100 mg 24 時間毎[1]	カンジダリスクは CQ4-3 を参照
壊死性軟部組織感染症*d	単一菌疑い（グラム陽性球菌あるいはグラム陽性桿菌）	β溶血性レンサ球菌，クロストリジウム，稀に黄色ブドウ球菌（市中型MRSA を含む）	「CTRX 2 g 24 時間毎 or SBT/ABPC 3 g 6 時間毎」±VCM[1]*k±CLDM 600 mg 8 時間毎[1]	MRSA リスクは CQ4-3 を参照 CLDM は，トキシックショック症候群におけるトキシン産生の抑制目的
	複数菌疑い（糖尿病性，フルニエ壊疽）	黄色ブドウ球菌，大腸菌，嫌気性菌	TAZ/PIPC 4.5 g 8 時間毎[1]±VCM[1]*k	
	海水・淡水への曝露	アエロモナス，ビブリオ	CTRX 2 g 24 時間毎＋MINO 100 mg 12 時間毎[1]	
脊椎炎*e	市中	MSSA，レンサ球菌，稀に肺炎球菌，グラム陰性桿菌	CEZ 2 g 8 時間毎[1] or CTRX 2 g 24 時間毎[1]	MRSA リスクは CQ4-3 を参照
	医療関連	黄色ブドウ球菌，グラム陰性桿菌	CFPM 2 g 12 時間毎＋VCM[1]*k	
心内膜炎*f	自己弁：MRSA リスクなし	MSSA，レンサ球菌，腸球菌	SBT/ABPC 3 g 6 時間毎[1] or「CTRX 2 g 24 時間毎＋ABPC 2 g 4 時間毎」[1,7]	腸球菌の可能性が高い場合は「CTRX＋ABPC」を選択 頭蓋内播種病変がある場合は CTRX は 2 g 12 時間毎
	自己弁：MRSA リスクあり	上記＋MRSA	CTRX 2 g 24 時間毎＋VCM[1,7]*k	頭蓋内播種病変がある場合は CTRX は 2 g 12 時間毎 MRSA リスクは CQ4-3 を参照
	人工弁 orペースメーカ	上記＋表皮ブドウ球菌，グラム陰性桿菌	「CTRX 2 g 24 時間毎 or CFPM 2 g 12 時間毎」＋VCM[1,7]*k	
感染性動脈瘤*g	市中	黄色ブドウ球菌，サルモネラ，グラム陰性桿菌	「CFPM 2 g 12 時間毎 or TAZ/PIPC 4.5 g 8 時間毎」±VCM*k	MRSA リスクは CQ4-3 を参照
	人工血管	黄色ブドウ球菌，表皮ブドウ球菌，緑膿菌	「CFPM 1 g 8 時間毎 or TAZ/PIPC 4.5 g 8 時間毎 or MEPM 1 g 8 時間毎」＋VCM*k	

カテーテル関連血流感染症[*h]	血管内カテーテル	表皮ブドウ球菌，黄色ブドウ球菌（MRSAを含む），大腸菌，緑膿菌，±カンジダ	VCM[*k] ＋CFPM 2 g 8～12時間毎 ±MCFG 100 mg 24時間毎[1]]	カンジダリスクはCQ4-3を参照
髄膜炎[*i]	市中（50歳未満）	肺炎球菌，髄膜炎菌	CTRX 2 g 12時間毎 ＋VCM[1,8] [*k]	
	市中（50歳以上，細胞性免疫不全）	肺炎球菌，髄膜炎菌，リステリア	ABPC 2 g 4時間毎 ＋CTRX 2 g 12時間毎 ＋VCM[1,8] [*k]	
	脳外科術後orシャント関連髄膜炎	MRSA，緑膿菌	「CAZ or CFPM or MEPM（2 g 8時間毎）」 ＋VCM[1,8] [*k]	
感染巣不明または全身性[*j]	市中（下記のいずれでもない）	肺炎球菌，髄膜炎菌，β溶血性レンサ球菌，大腸菌	CTRX 2 g 24時間毎[1]	髄膜炎の可能性がある場合は，髄膜炎の項目を参照
	医療関連（下記のいずれでもない）	緑膿菌，MRSA	「CFPM 2 g 8時間毎 or TAZ/PIPC 4.5 g 8時間毎 or MEPM 2 g 8時間毎」 ＋VCM[*k]	
	トキシックショック症候群	黄色ブドウ球菌，β溶血性レンサ球菌，クロストリジウム	「CTRX 2 g 24時間毎 or SBT/ABPC 3 g 6時間毎」 ＋CLDM 600 mg 8時間毎 ±VCM[*k]	MRSAリスクはCQ4-3を参照
	リケッチア流行地	日本紅斑熱，ツツガムシ病	MINO 100 mg 12時間毎[9]	
	発熱性好中球減少症	緑膿菌，MRSA	CFPM 2 g 12時間毎 ＋VCM[1] [*k]	抗緑膿菌薬の併用はCQ4-2を参照
	脾臓摘出後	肺炎球菌，髄膜炎菌，インフルエンザ桿菌，カプノサイトファーガ	髄膜炎の可能性がない場合：CTRX 2 g 24時間毎[1]	髄膜炎の可能性がある場合は，髄膜炎の項を参照
	ショック＋発疹	電撃性紫斑病（髄膜炎菌，肺炎球菌），リケッチア	CTRX 2 g 12時間毎 ＋VCM[1] [*k] ＋MINO 100 mg 12時間毎[9,10]	心内膜炎の可能性がある場合は，心内膜炎の項目を参照

【略語】

ABPC：アンピシリン，AZM：アジスロマイシン，CAZ：セフタジジム，CFPM：セフェピム，CLDM：クリンダマイシン，CMZ：セフメタゾール，CTRX：セフトリアキソン，GM：ゲンタマイシン，MCFG：ミカファンギン，MEPM：メロペネム，MINO：ミノサイクリン，MNZ：メトロニダゾール，SBT/ABPC：スルバクタム/アンピシリン，ST：スルファメトキサゾール/トリメトプリム，TAZ/PIPC：タゾバクタム/ピペラシリン，VCM：バンコマイシン（抗菌薬の略語はJAID/JSC感染症治療ガイドに準じた）.

【注釈】

＊a 肺炎：インフルエンザウイルス感染後や壊死性肺炎は，通常の市中肺炎の原因に加えて黄色ブドウ球菌（MRSAを含む）が問題になるため，別項を作成して記載した.

＊b 尿路感染症：本邦のESBL産生菌の疫学および治療の報告を加味して提示した.

＊c 胆道・腹腔内感染症：本邦のESBL産生菌の疫学および治療の報告を加味して提示した.

＊d 壊死性軟部組織感染症：患者背景（曝露歴，基礎疾患）や経過などから（場合によっては試験

切開検体の迅速検査結果も加味する）原因菌を推定できる場合の選択肢として3種類を提示した．

＊e 脊椎炎：血行動態的および神経学的に安定している脊椎炎では経験的治療薬は控えることが推奨されているが，敗血症を合併した場合は経験的治療の適応である[11]．経験的治療のレジメンは確立してはいないが，JAID/JSC 感染症治療ガイドを参考に選択肢を提示した[1]．

＊f 心内膜炎：自然弁の心内膜炎における GM の併用は，黄色ブドウ球菌の場合，以前は推奨されていたが[1]，近年推奨されなくなっている[7]．腸球菌の場合には，GM の代わりに CTRX を ABPC と併用するレジメンが示された．これらのことを加味して経験的治療として GM を併用しないレジメンを提示した[7]．また，心内膜炎で高率に合併する頭蓋内播種を有する場合について，JAID/JSC 感染症治療ガイドなどに記載がなかったが，本表では髄液移行性を加味して提示した．人工弁の心内膜炎では，GM の腎毒性を考慮して，原因菌が未確定な段階での経験的治療としては GM を含まない選択肢を提示した．

＊g 感染性動脈瘤：JAID/JSC 感染症治療ガイドなどに記載がなく確立した推奨はないが[1,12]，選択肢として提示した．

＊h カテーテル関連血流感染症：JAID/JSC 感染症治療ガイドを参考に選択肢を提示した[1]．

＊i 髄膜炎：JAID/JSC 感染症治療ガイドなどを参考に選択肢を提示した[1,8]．

＊j 感染巣不明または全身性：JAID/JSC 感染症治療ガイドなどに記載がないが，敗血症では感染巣不明の場合が少なくないため，想定される病態ごとの選択肢を提示した．

＊k VCM の用量は，TDM ガイドライン 2016 などの記載〔初回ローディング：25〜30 mg/kg 静注，その後，維持量（腎機能正常）：15〜20 mg/kg 静注 12 時間毎〕が参考になる[13]．

【文献】

 1) JAID/JSC 感染症治療ガイド・ガイドライン作成委員会 編：JAID/JSC 感染症治療ガイド 2019．日本感染症学会・日本化学療法学会（発行），東京，ライフサイエンス出版（制作・販売），2019
   http//www.chemotherapy.or.jp/publications/publications.html#jaidjsc2019（参照 2010-10-06）

 2) Chertow DS, Memoli MJ：Bacterial coinfection in influenza：A grand rounds review. JAMA 2013；309：275-82

 3) Matsumura Y, Yamamoto M, Nagao M, et al：Multicenter retrospective study of cefmetazole and flomoxef for treatment of extended-spectrum-β-lactamase-producing Escherichia coli bacteremia. Antimicrob Agents Chemother 2015；59：5107-13

 4) Doi A, Shimada T, Harada S, et al：The efficacy of cefmetazole against pyelonephritis caused by extended-spectrum beta-lactamase-producing Enterobacteriaceae. Int J Infect Dis 2013；17：e159-63

 5) Harris PNA, Tambyah PA, Lye DC, et al：Effect of piperacillin-tazobactam vs meropenem on 30-day mortality for patients with E coli or Klebsiella pneumoniae bloodstream infection and ceftriaxone resistance. JAMA 2018；320：984-94

 6) Gomi H, Solomkin JS, Schlossberg D, et al：Tokyo Guidelines 2018：antimicrobial therapy for acute cholangitis and cholecystitis. J Hepatobiliary Pancreat Sci 2018；25：3-16

 7) 日本循環器学会：感染性心内膜炎の予防と治療に関するガイドライン（2017 年改訂版）．2017

 8) 「細菌性髄膜炎診療ガイドライン」作成委員会 編：細菌性髄膜炎診療ガイドライン 2014．日本神経学会，日本神経治療学会，日本神経感染症学会 監，2014

 9) 山藤栄一郎：リケッチア感染症．Hospitalist 2017；5：519-28

10) IASR 31-5 日本紅斑熱, Rickettsia japonica, 急性感染性電撃性紫斑病の合併，DIC，間接蛍光抗体法，PCR（急性感染性電撃性紫斑病を合併した日本紅斑熱の 1 例）．IASR 2010；31：135-6
   http//idsc.nih.go.jp/iasr/31/363/dj363b.html（参照 2010-10-06）

11) Berbari EF, et al：2015 Infectious Diseases Society of America（IDSA）Clinical Practice Guidelines for the Diagnosis and Treatment of Native Vertebral Osteomyelitis in Adults. Clin Infect Dis 2015；61：e26-46

12) Wilson WR, Bower TC, Creager MA, et al：Vascular Graft Infections, Mycotic Aneurysms, and Endovascular Infections：a scientific statement from the American Heart Association. Circulation 2016；134：e412-60

13) 日本化学療法学会：抗菌薬 TDM ガイドライン 2016．2016
   http//www.chemotherapy.or.jp/guideline/tdm_es.html（参照 2010-10-06）

　　65-97
41）日本医真菌学会：侵襲性カンジダ症の診断・治療ガイドライン．2013
42）Infectious Diseases Society of America：Clinical Practice Guidelines by the Infectious Diseases Society of America：2018 Update on Diagnosis, Treatment, Chemoprophylaxis, and Institutional Outbreak Management of Seasonal Influenza. Clin Infect Dis 2019；30：97-8
43）国立国際医療研究センター 国際感染症センター 国際感染症対策室：重症熱性血小板減少症（SFTS）診療の手引き 改訂版（第 4 版）．2016
44）「単純ヘルペス脳炎診療ガイドライン」作成委員会 編：単純ヘルペス脳炎診療ガイドライン 2017．日本神経感染症学会・日本神経学会・日本神経治療学会 監，2017

抗菌薬治療

CQ4-2 経験的抗菌薬にカルバペネム系抗菌薬を含めるのはどのような場合か？

Answer

ESBL 産生菌，あるいはカルバペネムのみに感受性を持つ耐性緑膿菌，耐性アシネトバクターなど，カルバペネム系薬剤が特に有効と考えられる微生物が原因として想定される場合である（BQ に対する情報提示）．

1. 背景および本 CQ の重要度

カルバペネム系薬剤は最も広域のスペクトラムを有する薬剤であるが，その過剰使用は，カルバペネム耐性菌の増加のほか，抗菌薬関連の副作用やコストを高める危険性を伴う．カルバペネムを日常的に使用するのではなく，適切な症例に対して選択的に使用することは，抗菌薬スチュワードシップの観点から望ましく，本ガイドラインの CQ として取り上げた．

2. 解 説

カルバペネムと他の広域 β ラクタム系薬剤の効果の比較では，敗血症を対象とした 2001 年頃までの研究を集めたレビューやランダム化比較試験（RCT），重症感染症患者を対象とした複数の RCT において，カルバペネムといずれも対照薬と同等の効果であり，カルバペネムを日常的に使用することの優位性は示されていない．

基質拡張型 β ラクタマーゼ（ESBL）を産生する腸内細菌科グラム陰性桿菌株に対しては，カルバペネム系薬剤の治療優位性が指摘されており[1]，特に，敗血症/敗血症性ショックなどの重症病態での経験的治療ではカルバペネムが第 1 選択となり得る．

また，カルバペネムのみに感受性を有する緑膿菌やアシネトバクター株が想定される時に，カルバペネム系薬剤を選択することは理にかなっているが，現時点の本邦の臨床現場において，このような耐性株に出会うことは稀である．

カルバペネムの使用は多剤耐性緑膿菌あるいは多剤耐性アシネトバクターの最大の危険因子である[2]．本邦においてカルバペネム耐性緑膿菌の割合はメロペネム 11%，イミペネム 17%と高い．また，カルバペネムはカルバペネマーゼ産生菌を含めたカルバペネム耐性腸内細菌科グラム陰性桿菌の危険因子でもある[3]．そのため，カルバペネムの使用に際しては耐性菌選択の危険性を意識した適正使用の観点が必要で，カルバペネムは他の薬剤では代替し難い上記の微生物が病原菌であると想定される稀な状況においてのみ使用する戦略が成り立つ．

抗菌薬スチュワードシップを重視する観点から，また，本邦においてカルバペネムが頻用されているという現状を踏まえ，本ガイドラインはこの保守的選択を支持する．

ESBL 産生菌，第 3 世代セフェム耐性腸内細菌科あるいは耐性緑膿菌感染症に共通する最も主要な危険因子は，① 抗菌薬の投与歴，② 耐性菌の保菌/定着，である．これらの危険因子を評価し，耐性菌の保菌定着が存在する場合のみにカルバペネムを使用すると，適切率を下げることなくカルバペネムやアミノグリコシドの過剰使用を回避でき[4]，経験的治療の適切性が高まる[5]．

① 各耐性菌の保菌/定着あるいは感染/分離既往，に加えて，② 抗菌薬の投与歴を，「ESBL 産生菌，あるいはカルバペネムのみに感受性を持つ耐性緑膿菌，耐性アシネトバクターなどが想定される場合」の危険因子として設定し，カルバペネムを経験的治療に用いることを考慮する．

● 文 献 ●

1) Tamma PD, et al, Clin Infect Dis 2017；64：972-80
2) Voor In't Holt AF, et al, Antimirob Agents Chemother 2014；58：2626-37
3) Liu P, et al, Microb Drug Resist 2018；24：190-8
4) Rottier WC, et al, Clin Infect Dis 2015；60：1622-30
5) Lambregts MMC, et al, Antimicrob Resist Infect Control 2019；8：19

抗菌薬治療

CQ4-3
どのような場合に，MRSA や一般細菌以外（カンジダ，ウイルス，レジオネラ，リケッチア，クロストリジオイデス ディフィシルなど）に対する経験的抗微生物薬を選択するか？

Answer
感染巣，患者背景および検査結果などから，それぞれの微生物が原因として想定される場合である（BQ に対する情報提示）．

1. 背景および本CQの重要度

敗血症の抗菌療法において，経験的治療の適切性が死亡率低下に関連するとの観察研究が多数存在する[1]．

一般的な細菌感染症診療で用いられる抗菌療法では治療が難しい病原体による感染症に対して適切な抗微生物薬を選択的に使用することは望ましいと考え，本ガイドラインの CQ として取り上げた．

2. 解　説

MRSA や一般細菌以外に対して，考慮するべき発症のリスク，重症化のリスクを記載する．

1 MRSA

黄色ブドウ球菌（*Staphylococcus aureus*）による感染症を起こすリスクは血液透析，腹膜透析，糖尿病，心疾患，脳卒中，担がん患者，SLE，関節リウマチ，HIV 感染症，固形臓器移植後，アルコール依存症が知られている[2]．

2 *Legionella pneumophila*

水系の環境に存在し，汚染した水が重要な供給源となる[2,3]．発症リスクが高いのは，男性，喫煙，慢性心疾患，肺疾患，糖尿病，末期腎不全，固形臓器移植，免疫不全，担がん，50 歳以上である[2]．

3 リケッチア属

本邦で報告されているリケッチア症は，ツツガムシ病と日本紅斑熱である．ともにダニ媒介性疾患である．

ツツガムシ病では発熱（95％），発疹（86％），黒色の痂皮/刺し口（eschar）（85％）が 3 主徴である[4]．治療介入が遅くなると，肝逸脱酵素の上昇や血小板減少などの症状が出現し，死亡率は 0.5％である．

日本紅斑熱は発熱（99％），皮疹（94％）を高率に認めるが，痂皮を伴う頻度は少ない．肝逸脱酵素の上昇（73％），頭痛（31％），播種性血管内凝固（DIC）（20％）を多く認め，死亡率は 0.9％である[4]．

4 *Clostridioides difficile*

毒素産生型の *C. difficile* による感染症（*C. difficile* infection：CDI）の生命予後に

CI が臨床的決断の閾値をまたいでいたため，望ましくない効果はわずかとした.

益と害のバランス：望ましくない効果はわずかであり，また死亡に関しては28日死亡および院内死亡ともに中程度の確実性を持ちながら望ましい効果を示したことから，価値観によらず介入を支持できると考えられる.

5. アウトカム全般に関する エビデンスの確実性

28日死亡および院内死亡ともに望ましい効果を示す方向性は同一であり，割付の隠蔽化の懸念および不完全なアウトカム報告の懸念がある研究はあったものの全体としてのバイアスリスクは低く，結果として確実性は「中」と判断した.

6. 価 値 観

一般的に，死亡アウトカムに対する相対的価値は高く，そのばらつきは少ないことが予想される.

7. 容 認 性

プロカルシトニンの測定頻度が増加することは検査技師の負担増加に寄与し得ると考えられる.

8. 実行可能性

プロカルシトニンの測定が院内で施行され速やかに結果が得られるかどうかについては施設間差がある.

9. 推奨グレーディング決定の 工程

修正 Delphi 法を用いた投票によって，中央値8，見解不一致指数0.164の結果となり，委員会で採択された（7点以上：100%）.

10. 関連する他の診療ガイド ラインにおける推奨

J-SSCG 2016 では，「抗菌薬はプロカルシトニンを指標に中止してよいか？」というCQに対して，「敗血症において，PCTを利用した抗菌薬の中止を行うことを弱く推奨する」としている.

11. 実施に関わる検討事項

プロカルシトニンの測定結果を迅速に得られる施設が限られることに留意する必要がある.

● 文 献 ●

1) Micek S, et al, BMC Infect Dis 2012；12：56
2) Baggs J, et al, Clin Infect Dis 2018；66：1004-12
3) Charles PE, et al, Crit Care 2009；13：R38
4) Karlsson S, et al, Crit Care 2010；14：R205
5) Annane D, et al, BMJ Open 2013；3：e002186
6) Bloos F, et al, JAMA Intern Med 2016；176：1266-76
7) De Jong E, et al, Lancet Infect Dis 2016；16：819-27
8) Deliberato RO, et al, Diagn Microbiol Infect Dis 2013；76：266-71
9) Hochreiter M, et al, Crit Care 2009；13：R83
10) Kip MMA, et al, Crit Care 2018；22：293
11) Najafi A, et al, Acta Med Iran 2015；53：562-7
12) Nobre V, et al, Am J Respir Crit Care Med 2008；177：498-505
13) Oliveira CF, et al, Crit Care Med 2013；41：2336-43
14) Schroeder S, et al, Langenbeck's Arch Surg 2009；394：221-6
15) Shehabi Y, et al, Am J Respir Crit Care Med 2014；190：1102-10
16) Svoboda P, et al, Hepatogastroenterology 2007；54：359-63

抗菌薬治療

CQ4-10 敗血症に対して，比較的短期間（7日間以内）の抗菌薬治療を行うか？

> ### Answer
> 敗血症に対して，比較的短期間（7日間以内）の抗菌薬治療を行うことを弱く推奨する（GRADE 2D：エビデンスの確実性＝「非常に低」）．

1. 背景および本CQの重要度

抗菌薬治療に伴う害として，投与期間が長いほど耐性菌や *Clostridioides difficile*，真菌のリスクが高まり，次の新たな敗血症リスクになる[1,2]．近年，薬剤耐性（AMR）は世界的に脅威であり[3]短期間治療の研究が増えてきた[4,5]．敗血症診療においても，転帰を悪化させずに抗菌薬期間を短縮できるかという臨床的疑問は重要と判断した．

2. PICO

P（患者）：成人敗血症あるいは敗血症性ショック，または集中治療を要する感染症患者※．

※4週間以上の投与が必要な感染症（心内膜炎，化膿性脊椎炎）を対象外とするために，①市中肺炎，②院内肺炎/人工呼吸器関連肺炎，③急性腎盂腎炎/敗血症性尿路感染症，④腹腔内感染症/腹膜炎，⑤胆管炎，⑥菌血症を対象に指定した．

I（介入）：7日（8日）以内の短期間抗菌薬治療．

C（対照）：7日を超える長期間抗菌薬治療．

O（アウトカム）：死亡，臨床的治癒率，新たなイベント発生率，薬剤耐性菌の検出率．

3. エビデンスの要約

システマティックレビューの結果，RCTはPICOに示す各感染症のうち，②人工呼吸器関連肺炎に関して3件，④腹腔内感染症に関して1件認めた[6-9]．

この4論文を用いたメタ解析の結果，28日死亡は3つのRCTで評価され，リスク差（RD）は1,000人当たり12人多い（95%CI：34人少ない～78人多い）であった．最長フォローアップにおける死亡は4つのRCTで評価され，RDは1,000人当たり11人多い（95%CI：27人少ない～62人多い）であった．臨床的治癒率は2つのRCTで評価され，RDは1,000人当たり50人少ない（95%CI：202人少ない～144人多い）であり，新たなイベント率（再発・再感染率）は3つのRCTで評価され，RDは1,000人当たり77人多い（95%CI：0人少ない～185人多い）であった．薬剤耐性菌の検出は2つのRCTで評価され，RDは1,000人当たり132人少ない（95%CI：292人少ない～166人多い）であった．

4. 益と害のバランス

望ましい効果：死亡，臨床的治癒率，薬剤

耐性菌の検出はわずかで成績に差は認められなかった.

望ましくない効果：新たなイベント率（再発・再感染）はわずかで差は認められなかった.

益と害のバランス：益と害はともにわずかである.

　全体的なエビデンスの確実性は非常に低い. よって, 効果のバランスは介入あるいは比較対象のいずれも支持しない.

5. アウトカム全般に関するエビデンスの確実性

　アウトカムごとに効果の方向性は同一ではなく, 確実性は「非常に低い」から「中」であった. 全体的な確実性は, 最も低いものを採用し「非常に低い」とした.

6. 価値観

　死亡アウトカムや臨床的治癒率, 新たなイベント率, 薬剤耐性菌の検出に対する相対的価値は高く, そのばらつきは少ないと予想される.

7. 容認性

　抗菌薬治療期間を1週間以内に短縮する介入は, 患者状態のモニタリング下に施行可能であり, 医療者の仕事量と患者侵襲を減らすので容認性は高い.

8. 実行可能性

　介入は抗菌薬の治療期間短縮であり多くの医療施設において実行可能である.

9. 推奨グレーディング決定の工程

　修正 Delphi 法を用いた投票によって,

中央値7, 見解不一致指数0.018の結果となり, 委員会で採択された（7点以上：75％）.

10. 関連する他の診療ガイドラインにおける推奨

　J-SSCG 2016 においては, 抗菌薬の治療期間に関する CQ はない. SSCG 2016 においては, 敗血症と敗血症性ショックを伴うほとんどの重症感染症で抗菌薬治療期間を7〜10日間とすることが「弱い推奨」とされている.

11. 実施に関わる検討事項

　敗血症でエビデンスがあるのは肺炎と腹腔内感染症に限られるが, 各種感染症に対する抗菌化学療法の治療期間も参考になる. 短期間治療とする場合は再発/再燃リスクに注意する.

● 文　献 ●

1) Micek S, et al, BMC Infect Dis 2012；12：56
2) Baggs J, et al, Clin Infect Dis 2018；66：1004-12
3) The Government of Japan, National Action Plan on Antimicrobial Resistance（AMR）. 2016
4) Royer S, et al, J Hosp Med 2018；13：336-42
5) Onakpoya IJ, et al, PLoS One 2018；13：e0194858
6) Capellier G, et al, PLoS One 2012；7：e41290
7) Chastre J, et al, JAMA 2003；290：2588-98
8) Kollef MH, et al, Crit Care 2012；16：R218
9) Montravers P, et al, Intensive Care Med 2018；44：300-10

抗菌薬治療

CQ4-11 腎排泄型の抗微生物薬の用量調整に際して，何が参考になるか？

Answer
複数の時点で測定された腎機能検査値（血清Cr値，eGFR値など）に加えて，体液量の変動，腎代替療法や他の体外循環治療の有無などが参考になる（BQに対する情報提示）．

1. 背景および本CQの重要度

　敗血症・敗血症性ショックの治療において，適切な抗微生物薬の投与設計を行うことは極めて重要である．腎障害時に腎排泄型の抗微生物薬は用量調整を行う必要があると考えられるが，一方で，敗血症の初期には体液量の変動や分布容積（volume of distribution：Vd）の変化が起こるほか，腎代替療法などの体外循環治療が導入されることも多く，用量調整に影響する因子は多岐にわたる．不適切な抗微生物薬投与は患者の不良な転帰に関連するため[1-5]，本CQの重要度は高い．

2. 解　説

　腎排泄型の抗微生物薬では腎障害時にクリアランスが低下し血中濃度が上昇するため，敗血症による腎障害においても抗微生物薬投与量の調整が必要と考えられる[6-9]．この場合，一般的な腎障害のために作成された腎機能別の推奨用量では，特に敗血症の初期において抗微生物薬濃度が不十分となり得るため，注意が必要であ

る[10,11]．

　腎機能の指標としてCr値や，Cr値に加えて年齢・性別などを考慮して算出されるeGFR値が一般的に使用されている．一方，急性期の病態では真の腎機能を正確に反映しない可能性が高いため，複数回の測定によるCr値の変動を参考にGFR値を予想する必要がある．

　また，敗血症患者では抗微生物薬の投与に関連して，以下の①，②に示すような変化から，Cr値やeGFR値による腎機能評価に基づく薬剤投与量では不十分となる可能性があるため，特に水溶性抗微生物薬の投与に際しては，体液量の変動の把握が重要である[12-22]．

① 毛細管漏出およびそれによる浮腫，輸液療法，胸腹水，体液ドレナージ，低アルブミン血症，蛋白結合率低下などに伴う分布容積の増加と血漿や細胞外液における抗微生物薬の希釈．

② 心拍出量増加，腎血流増加，血管拡張・毛細血管漏出・低アルブミン血症による腎クリアランスの増加（augmented renal clearance：ARC）．

684 人多い）であり，IVIG 投与による望ましい効果は限定的である．一方，観察研究から得られる全死亡に関する効果推定値は，RD 1,000 人当たり 143 人少ない（95% CI：214 人少ない〜18 人少ない）であり，IVIG 投与による望ましい効果が認められた．

　STSS を対象にした RCT は，観察対象が 18 例の 1 研究のみであり，疾患頻度や重篤性を考えると今後も大規模 RCT が実施される可能性は低いと思われる．したがって，例外的ではあるが観察研究の SR を実施し，その結果を踏まえて小さいながらも望ましい効果を期待できると判断した．

望ましくない効果：RCT，観察研究ともに評価は不可能であったが，敗血症の結果（CQ5-1）を踏まえ，望ましくない効果はあったとしてもわずかと判断した．

益と害のバランス：CLDM 投与症例限定の観察研究において，死亡アウトカムは IVIG 投与により改善している．また，IVIG 投与に関連する重篤な副作用に関してはわずかであると考えられる．以上より，介入がおそらく優位であると考えられる．

5. アウトカム全般に関するエビデンスの確実性

　アウトカム全体にわたるエビデンスの確実性は，「非常に低」である．

6. 価値観

　STSS に対する IVIG 投与における，各アウトカムに置く患者・家族の価値観に関するデータはない．一般的に，死亡アウトカムに対して置く相対的価値は高く，そのばらつきは少ないことが予想される．

7. 容認性

　有害事象のリスクが低い可能性が高い．

本邦の保険適応量を遵守した場合，介入に伴うコストは約 126,000 円（IVIG 5 g＝平均的な薬価約 42,000 円を 3 日間投与の場合）であり，疾患の重篤性に鑑みると，医療経済学的および患者・家族の視点からおそらく許容できるであろう．また，IVIG 投与に伴う医療者の仕事量増加はわずかであると考えられる．

8. 実行可能性

　介入は多くの医療施設において実行可能である．

9. 推奨グレーディング決定の工程

　修正 Delphi 法を用いた投票によって，中央値 7.5，見解不一致指数 0.164 の結果となり，委員会で採択された（7 点以上：75%）．

10. 関連する他の診療ガイドラインにおける推奨

　SSCG 2016，J-SSCG 2016 のいずれにも推奨の記載はない．

11. 実施に関わる検討事項

　レンサ球菌性敗血症への標準的治療としては IVIG 投与を推奨するものではない．

　本邦の保険適応量での有効性に関しては不明である．加えて多くの研究で使用されている IVIG 量（計 2 g/kg 前後）を使用した場合，コストを誰がどのように負担するかについては検討する必要がある．

● 文 献 ●

1) Gilbert DN, et al, The Sanford Guide to Antimicrobial Therapy 2019. Sperryville VA, Antimicrobial Therapy, 2019
2) Parks T, et al, Clin Infect Dis 2018；67：1434-6

免疫グロブリン (IVIG) 療法

CQ5-2-2 毒素性ショック症候群 (TSS) に対して，IVIG 投与を行うか？

> ## Answer
> 毒素性ショック症候群 (TSS) に対して，IVIG 投与を行わないことを弱く推奨する（エキスパートコンセンサス：エビデンス不十分）．

1. 背景および本CQの重要度

　敗血症は，病原微生物の種類に依存しない重症感染症であるが，特定の感染症では病原菌が産生する毒素により特有の重症病態を呈する．黄色ブドウ球菌による毒素性ショック症候群（toxic shock syndrome：TSS）の病態には，同菌が産生する外毒素が関与するとされ，毒素中和やサイトカイン産生抑制の作用を持つ免疫グロブリン（IVIG）が，両病態を改善する可能性が指摘されている．

　TSS は急激に多臓器不全を呈し，時に致死的となる．そのため，治療成績を向上させる介入法の確立は急務である．欧米の診療指針などでは，STSS に対する観察研究などの結果を基に TSS においても IVIG 投与を推奨しているものもある[1-3]．しかし，現状では，IVIG 投与の有効性・有害性の評価は定まっておらず，臨床現場でもその投与判断については多様性がある．以上より，本CQは重要度の高いものと考えられる．

2. PICO

P（患者）：黄色ブドウ球菌性敗血症（TSS

を含む）の患者．
I（介入）：IVIG 投与．
C（対照）：プラセボ投与あるいは IVIG 非投与．
O（アウトカム）：全原因死亡，全原因死亡（CLDM 投与症例限定），ICU 滞在日数，あらゆる重篤な副作用．

3. エビデンスの要約

　システマティックレビューの結果，PICO に合致したランダム化比較試験（RCT），観察研究ともに認めなかった．

4. 益と害のバランス

　望ましい効果：TSS については，RCT，観察研究を認めなかった．しかし，STSS と同様に細菌が産生する毒素が重症病態の主要な原因であるため，IVIG が有効であると考える専門家も多く，効果はわずかにあると判断した．

　望ましくない効果：TSS における評価は不可能であったが，敗血症（CQ5-1）の結果を踏まえ，望ましくない効果はあったとしてもわずかと判断した．

　益と害のバランス：TSS については，RCT，観察研究を認めず，望ましい効果を

評価できなかった．望ましくない効果に関しても同様に評価は不可能であったが，敗血症の結果（CQ5-1）を踏まえ，望ましくない効果はあったとしてもわずかと考えられる．以上の結果より，効果のバランスは介入も比較対照もいずれも優位でないと判断した．

5. アウトカム全般に関するエビデンスの確実性

システマティックレビューを行ったがPICO に合致する RCT，観察研究は存在せず，確実性の評価はできなかった．

6. 価 値 観

TSS に対する IVIG 投与における，各アウトカムに置く患者・家族の価値観に関するデータはない．一般的に死亡アウトカムに対して置く相対的価値は高く，そのばらつきは少ないことが予想される．

7. 容 認 性

有害事象のリスクが低い可能性が高い．本邦の保険適応量を遵守した場合，介入に伴うコストは約 126,000 円（IVIG 5 g＝平均的な薬価約 42,000 円を 3 日間投与の場合）であり，疾患の重篤性に鑑みると，医療経済学的および患者・家族の視点からおそらく許容できるであろう．また，IVIG 投与に伴う医療者の仕事量増加はわずかであると考えられる．

8. 実行可能性

介入は多くの医療施設において実行可能である．

9. 推奨グレーディング決定の工程

修正 Delphi 法を用いた投票によって，中央値 7，見解不一致指数 0.164 の結果となり，委員会で採択された（7 点以上：75％）．

10. 関連する他の診療ガイドラインにおける推奨

SSCG 2016，J-SSCG 2016 のいずれにも推奨の記載はない．

11. 実施に関わる検討事項

TSS に対して標準的治療として IVIG 投与を行うことは好ましくないが，担当医の判断による重症患者への投与を否定するものではない．欧米の診療指針などで推奨されている IVIG 量（計 2 g/kg 前後）を使用した場合，コストを誰がどのように負担するかについては検討する必要がある．

● 文 献 ●

1) Prairie Collaborative Immune Globulin Utilization Management Framework Project, Criteria for the Clinical Use of Immune Globulin. Alberta Ministry of Health, Shared Health Manitoba, and Saskatchewan Ministry of Health, 2018
2) National Blood Authority Australia, Criteria for the Clinical Use of Intravenous Immunoglobulin in Australia (ver 3). 2018
3) Gilbert DN, et al, The Sanford Guide to Antimicrobial Therapy 2019. Sperryville VA, Antimicrobial Therapy, 2019

初期蘇生・循環作動薬

CQ6-1 敗血症患者に対して，心エコーを行うか？

Answer
敗血症/敗血症性ショック患者に対して，初期蘇生中に心エコーを用いた心機能・血行動態評価を行うことを弱く推奨する（GRADE 2D：エビデンスの確実性＝「非常に低」）.

1. 背景および本CQの重要度

敗血症/敗血症性ショックは，末梢血管拡張に伴う血液分布異常性ショックが本態をなす疾患である．その一方で，循環血液量減少，心機能低下によるショック（循環血液量減少性ショック，心原性ショック）も合併し，複雑な病態を形成し得る．したがって，初期蘇生時において心エコーを用いた心機能・血行動態評価を行うことは臨床的に重要なことであるため，重要臨床課題として取り上げた．

2. PICO

P（患者）：成人，敗血症/敗血症性ショック患者.

I（介入）：初期蘇生時に心エコーを用いた心機能・血行動態評価を行う.

C（対照）：初期蘇生時に心エコーを用いた心機能・血行動態評価を行わない.

O（アウトカム）：短期死亡（28日死亡），ICU滞在日数.

3. エビデンスの要約

システマティックレビューの結果，PICOに合致した研究はFeasibility studyであるランダム化比較試験が1件[1]あり，これを用いたメタ解析を実施した．本研究の内容は心エコーを用いた特定のプロトコルによる介入の有効性を検討している．サンプル数も小さく，結論を裏づけるエビデンスには乏しい．

4. 益と害のバランス

望ましい効果：短期死亡のアウトカム（1RCT：n＝30）の効果推定値とその信頼区間（CI）は，1,000人当たり134人多い（104人少ない～952人多い）であり，ICU滞在日数のアウトカム（1RCT：n＝30）の効果推定値とそのCIは，平均差（MD）0.3日短い（4.46日短い～3.86日長い）であった．ただし，対象となった研究の数もサンプル数も不十分であるため，効果判定はできないと判断した．

望ましくない効果：今回検索で得られた1本のRCTでは望ましくない効果に対する検討は行われていないため，わからないと判断した．

益と害のバランス：本CQにおいて，短期死亡に関しては比較対照が優位な傾向を示

し，ICU 滞在日数に関しては介入が優位な傾向を示した．しかし，今回，検索で得られた研究はサンプル数が少ない1本のRCTのみであり，効果のバランスは判定できない．

5. アウトカム全般に関するエビデンスの確実性

今回検索で得られた研究はサンプル数が少ない1本の RCT のみである．今回報告されたアウトカムの確実性がいずれも非常に低いため，エビデンスの確実性は非常に低いと判断した．

6. 価 値 観

心エコーを用いた初期蘇生に関して患者・家族の価値観に関するデータはない．一般的に，死亡アウトカムに対して置く相対的価値は高く，そのばらつきは少ないことが予想される．

7. 容 認 性

心エコーは非侵襲的・簡便な検査であり，患者への負担は小さい．心エコーの機器が必要であり，機器を有さない施設での施行は，高額な機器の購入を要する．心エコーに不慣れな施設や医療従事者には，教育やトレーニングが必要であり，初期蘇生の段階で心エコーを行うことは医療従事者に若干の負担となる．

8. 実行可能性

本邦の多くの医療施設では心エコーが可能な機器を有している．心エコーを用いた心機能や循環の評価は，集中治療を行う本邦の医療施設では広く行われており，介入の実施は可能である．

9. 推奨グレーディング決定の工程

修正 Delphi 法を用いた投票によって，中央値8，見解不一致指数 0.164 の結果となり，委員会で採択された（7点以上：83.3％）．

10. 関連する他の診療ガイドラインにおける推奨

SSCG 2016[2]では，初期および治療への継続的な評価を推奨しており，その方法の1つとしてベッドサイドでのエコー検査施行を Best Practice Statement として提示している．

11. 実施に関わる検討事項

心エコーを実施する医療従事者の技量によって，結果にばらつきが出る恐れがあるため，実施に際しては一定のトレーニングや教育を要する．

● 文 献 ●

1) Lanspa MJ, et al, J Intensive Care 2018；6：50
2) Rhodes A, et al, Intensive Care Med 2017；43：304-77

初期蘇生・循環作動薬

CQ6-2 成人敗血症患者の初期蘇生に対して，EGDTを用いるか？

Answer
敗血症/敗血症性ショック患者に対して，初期蘇生としてEGDTを行わないことを弱く推奨する（GRADE 2C：エビデンスの確実性＝「低」）.

1. 背景および本CQの重要度

敗血症/敗血症性ショックにおいて，急性期の臓器灌流を保つために初期蘇生は重要な役割を担っている．敗血症治療の根幹を示す初期蘇生の具体的方法を設定するEGDT（early goal-directed therapy）の有用性を検証する意義は大きいと考える.

2. PICO

P（患者）：成人，敗血症/敗血症性ショック患者.

I（介入）：EGDTによる初期蘇生（Riversらが提唱したオリジナルEGDTのみを対象とする．modified EGDTは含まない）.

C（対照）：標準治療による初期蘇生.

O（アウトカム）：短期死亡（28日もしくは30日死亡），長期死亡（90日死亡；90日死亡がない場合は最長を用いることを考慮する），ICU滞在日数，あらゆる重篤な副作用.

3. エビデンスの要約

システマティックレビューの結果，PICOに合致したランダム化比較試験（RCT）が4件施行[1-4]されており，これらを用いたメタ解析を実施した．Riversらの RCTはオリジナルのEGDT[1]の臨床効果を検証した．ProMISe試験[2]およびARISE試験[4]は，EGDT施行群と通常治療群の比較であるのに対し，ProCESS試験[3]はEGDT施行群，EGDTほどの厳格ではないプロトコルを遵守した標準治療群，および通常利用群の3群比較試験である．短期死亡はすべてのRCTで，長期死亡，ICU滞在日数，重篤な副作用はProMISe試験[2]，ARISE試験[4]，ProCESS試験[3]で評価されていた．その結果，EGDTにおける望ましい効果と望ましくない効果は対照と比べてともに限定的であった.

4. 益と害のバランス

望ましい効果：短期死亡のアウトカム（4RCT：n＝3,993）の効果推定値とその信頼区間（CI）は，1,000人当たり8人少ない（32人少ない〜17人多い），長期死亡のアウトカム（3RCT：n＝3,648）の効果推定値とそのCIは，1,000人当たり5人少ない（31人少ない〜26人多い），ICU滞在日数のアウトカム（3RCT：n＝3,737）の効果推定値とそのCIは，平均差（MD）0.22長い（0.13短

い～0.58 長い）であり，EGDT による初期蘇生の望ましい効果は限定的であると判断した．

望ましくない効果：あらゆる重篤な副作用（3RCT：n＝3,734）の効果推定値とその CI は，1,000 人当たり 1 人多い（19 人少ない～32 人多い）であり，EGDT による初期蘇生の望ましくない効果は限定的であると判断した．

益と害のバランス：望ましい効果と望ましくない効果の正味のバランスは 1,000 人当たり 12 人，介入が優位であり，短期死亡および長期死亡のアウトカムに対する相対的価値を考慮すると，効果のバランスは EGDT による介入がわずかに対照を上回るかもしれない．しかし，死亡アウトカムの不確実性を考慮し，CI の最も悪い値を採用すると 1,000 人当たり 44 人害のほうが大きくなる．以上より，効果のバランスとしては介入も比較対照もいずれも優位でないとした．

5. アウトカム全般に関するエビデンスの確実性

今回採用したすべてのアウトカムの効果推定値の方向性は一致していないため，一番低い確実性を全体の確実性として採用し，「低」とした．

6. 価値観

一般的に，患者や家族の死亡に対する相対的価値は高いと考えられ，そのばらつきは少ないことが予想される．

7. 容認性

オリジナルの EGDT を行うためには，中心静脈圧と中心静脈血酸素飽和度をモニタリングすることや赤血球輸血が必要となっ

てくる．より侵襲や負担が少ない modified EGDT が提唱される現在，医療従事者への負担，患者への負担となるため，容認され難いと考える．

8. 実行可能性

EGDT は中心静脈血酸素飽和度のモニタリング機器がない施設では実行は困難かもしれない．

9. 推奨グレーディング決定の工程

修正 Delphi 法を用いた投票によって，中央値 7.5，見解不一致指数 0.164 の結果となり，委員会で採択された（7 点以上：95.8％）．

10. 関連する他の診療ガイドラインにおける推奨

SSCG 2016 においては，推奨から削除されている．J-SSCG 2016 においても，敗血症，敗血症性ショックの初期蘇生に EGDT を実施しないことを弱く推奨する（2 A）とされている．

11. 実施に関わる検討事項

オリジナルの EGDT に代わる初期蘇生プロトコルの導入，または慎重なモニタリングと評価による初期蘇生を行うことが必要である．

● 文 献 ●

1) Rivers E, et al. N Engl J Med 2001；345：1368-77
2) Mouncey PR, et al. N Engl J Med 2015；372：1301-11
3) Yealy DM, et al. N Engl J Med 2014；370：1683-93
4) Peake SL, et al. N Engl J Med 2014；371：1496-506

初期蘇生・循環作動薬

CQ6-3 成人敗血症患者に対して，初期蘇生輸液と同時または早期（3時間以内）に血管収縮薬を使用するか？

Answer
循環動態の維持が困難な敗血症/敗血症性ショック患者に対して，初期蘇生輸液と同時または早期（3時間以内）に血管収縮薬を投与することを弱く推奨する（GRADE 2C：エビデンスの確実性＝「低」）．

1. 背景および本 CQ の重要度

敗血症/敗血症性ショック患者に対して，初期蘇生輸液のみで目標とする臓器灌流圧を維持できない場合は血管収縮薬が必要である．しかし，どのタイミングから血管収縮薬を開始するべきかについては，一定の見解が得られていない．過剰輸液は肺水腫などの合併症を増やし，死亡とも関連している．早期に血管収縮薬を投与することで，過剰輸液を減らし予後を改善する可能性があるため，この疑問を明らかにすることは重要である．

2. PICO

P（患者）：成人，敗血症/敗血症性ショック患者．

I（介入）：初期蘇生輸液と同時または早期（3時間以内）に血管収縮薬を使用．

C（対照）：初期蘇生輸液のみ．

O（アウトカム）：短期死亡，長期死亡，重篤な有害事象（肺水腫，心筋虚血に関連する合併症）．

3. エビデンスの要約

システマティックレビューの結果，PICO に合致したランダム化比較試験（RCT）が 2 件施行[1,2]されていた．Macdonald ら[1]は，血管収縮薬を用いて輸液量を制限するレジメンを検討した非盲検の多施設 RCT を，Permpikul ら[2]は，発症 1 時間以内の敗血症性ショック患者を対象にノルアドレナリン 0.05 µg/kg/min 持続投与とプラゼボを比較検討した単施設盲検化 RCT を行った．これら 2 つの RCT を用いたメタ解析を実施した．

4. 益と害のバランス

望ましい効果：短期死亡の効果推定値は，RD 1,000 人当たり 39 人少ない（95％ CI：88 人少ない〜38 人多い）（2RCT：n＝408），長期死亡の効果推定値は，RD 1,000 人当たり 10 人少ない（95％ CI：73 人少ない〜81 人多い）（2RCT：n＝408）だった．肺水腫の効果推定値は，RD 1,000 人当たり 104 人少ない（95％ CI：145 人少ない〜39 人少な

望ましくない効果：重篤な副作用のアウトカム（肺傷害スコア）（1RCT：n＝24）の効果推定値とその CI は，MD 0.75 高い（0.22 高い〜1.28 高い）であった．なお，肺傷害スコアは 0〜4 点で示されるスコアで，2.5 点以上で高度の肺傷害があると判定される．以上から，初期蘇生輸液にアルブミン製剤を使用することの望ましくない効果はわずかと判断した．

益と害のバランス：初期蘇生輸液にアルブミン製剤を使用することの望ましい効果も，望ましくない効果もわずかであることより，効果のバランスは介入も比較対照もいずれも優位でないと判断した．

5. アウトカム全般に関するエビデンスの確実性

今回採用したすべてのアウトカムの効果推定値の方向性は一致していないため，一番低い確実性を全体の確実性として採用した．アウトカム全体にわたるエビデンスの確実性は「低」である．

6. 価値観

一般的に死亡に対する相対的価値は高いと考えられ，そのばらつきは少ないことが予想される．

7. 容認性

アルブミン製剤のコストは約 4,000〜5,000 円/50 mL/瓶であり，医療経済に与える影響は小さくはない．また，感染症などの危険性を完全には除外できない．患者・家族の視点からは，当該介入をおそらく許容できないだろう．医療者の仕事量増加はごくわずかである．

8. 実行可能性

アルブミン製剤は多くの医療施設において使用可能である．

9. 推奨グレーディング決定の工程

修正 Delphi 法を用いた投票によって，中央値 7，見解不一致指数 0.164 の結果となり，委員会で採択された（7 点以上：87.5％）．

10. 関連する他の診療ガイドラインにおける推奨

SSCG 2016 では，初期蘇生において相当量の晶質液輸液を必要とする場合には，アルブミンを使用することが弱く提案されている．J-SSCG 2016 では，アルブミンをルーチン使用しないことを推奨している．ただし，初期蘇生で多量の晶質液を必要とする場合や，低アルブミン血症の場合には，アルブミン使用を考慮してもよいとしている．しかし，標準的な輸液としてアルブミンを用いるかについては，一定の見解がない．

11. 実施に関わる検討事項

アルブミン製剤は，コストや感染症リスクを懸念されることも多い．このため，アルブミン製剤が有益あるいは有害となる患者群が存在することも否定できない．

● 文 献 ●

1) Rackow EC, et al. Crit Care Med 1983；11：839-50
2) Finfer S, et al. Intensive Care Med 2011；37：86-96
3) van der Heijden M, et al. Crit Care Med 2009；37：1275-81

初期蘇生・循環作動薬

CQ6-8 成人敗血症患者の初期輸液に人工膠質液を投与するか？

Answer
敗血症/敗血症性ショック患者に対して，人工膠質液の投与を行わないことを弱く推奨する（GRADE 2D：エビデンスの確実性＝「非常に低」）．

1. 背景および本CQの重要度

　敗血症性ショックにおいて，初期蘇生輸液に何を用いるかは非常に重要な問題である．標準的な輸液として人工膠質液を用いるかどうかについては一定の見解がない．したがって，初期輸液の標準的な輸液として人工膠質液を用いるかを明らかにするのは重要であり，重要臨床課題として取り上げた．

2. PICO

P（患者）：成人，初期輸液の必要な敗血症性ショック患者．

I（介入）：初期輸液に晶質液と人工膠質液を用いる．

C（対照）：初期輸液に人工膠質液を用いず晶質液のみを用いる．

O（アウトカム）：短期死亡（28日もしくは30日死亡），長期死亡（90日死亡，90日がない場合は最長を用いることを考慮する），ICU滞在日数，重篤な副作用（透析の使用），重篤な副作用（重篤な出血）．

3. エビデンスの要約

　システマティックレビューの結果，PICOに合致したRCTが4件[1-4]施行されており，これらを用いたメタ解析を実施した．

4. 益と害のバランス

望ましい効果：短期死亡のアウトカム（4RCT：n＝2,586）の効果推定値とその信頼区間（CI）は，1,000人当たり9人多い（25人少ない〜46人多い）であり，長期死亡のアウトカム（3RCT：n＝2,545）の効果推定値とそのCIは，1,000人当たり19人多い（62人少ない〜123人多い）である．ICU滞在日数のアウトカム（2RCT：n＝214）の効果推定値とそのCIは，平均差（MD）1,000人当たり1.13日短い（8.28日短い〜6.03日長い）である．以上より，人工膠質液投与による望ましい効果はわずかであると判断した．

望ましくない効果：急性腎障害に伴う透析使用のアウトカム（4RCT：n＝3,891）の効果推定値とそのCIは，1,000人当たり16人多い（24人少ない〜71人多い）であり，重篤な出血のアウトカム（2RCT：n＝994）の効果推定値とそのCIは，1,000人当たり42人多い（3人多い〜97人多い）である．以上より，人工膠質液投与による望ましく

ない効果は「中」と判断した.

益と害のバランス：益と害の正味のバランスは1,000人当たり86人，害が上回る．短期死亡に関する不確実性を考慮し，CIの最小値（1,000人当たり25人の死亡減少）を用いて，死亡に関連するアウトカムの相対価値を他のアウトカムの3倍としても，1,000人当たり2人，害が上回る．以上より，効果のバランスは「比較対照がおそらく優位」と判断した．

5. アウトカム全般に関するエビデンスの確実性

今回採用したアウトカムの効果推定値の方向性は一致していないため，エビデンスの確実性は最も低いアウトカムの結果を採用し，「非常に低」とした．

6. 価 値 観

一般的に，死亡アウトカムに対して置く相対的価値は高く，そのばらつきは少ないことが予想される．

7. 容 認 性

介入による害が大きく，患者にとっては容認されないだろう．人工膠質液（約700円/500 mL）のほうが，晶質液（約150円/500 mL）よりも高価であるが，いずれも医療経済に与える負担は大きくはない．医療従事者への負担はどちらの輸液を投与しても変わりはなく，介入は容認されると考える．

8. 実行可能性

人工膠質液の投与は，本邦の多くの医療施設において実行可能である．

9. 推奨グレーディング決定の工程

修正Delphi法を用いた投票によって，中央値8，見解不一致指数0.029の結果となり，委員会で採択された（7点以上：91.7%）．

10. 関連する他の診療ガイドラインにおける推奨

SSCG 2016[5]では，敗血症/敗血症性ショックの患者で，血管内容量の補充目的で，人工膠質液（ヒドロキシエチルスターチ製剤）の投与を行わないことを推奨している．

11. 実施に関わる検討事項

ヒドロキシエチルスターチ製剤（HES）は，濃度，分子量，置換度などにより異なり，今回の検討では，6% HES（130/0.4）（商品名：ボルベン）のような第3世代HESに関するRCTがほとんどであり，実施の際には注意が必要である．本邦で他に使用可能なHESには，生食溶媒の6% HES（70/0.5）（商品名：サリンヘス），リンゲル液が溶媒の6% HES（70/0.5）（商品名：ヘスパンダー）がある．

●文　献●

1) Perner A, et al, N Engl J Med 2012；367：124-34
2) Annane D, et al, JAMA 2013；310：1809-17
3) Guidet B, et al, Crit Care 2012；16：R94
4) McIntyre LA, et al, Can J Anesth 2008；55：819-26
5) Rhodes A, et al, Intensive Care Med 2017；43：304-77

初期蘇生・循環作動薬

CQ6-9-1 成人敗血症患者に対する血管収縮薬の第1選択として，ノルアドレナリン，ドパミン，フェニレフリンのどれを使用するか？

Answer
成人敗血症患者に対する血管収縮薬の第1選択として，ノルアドレナリンとドパミンのうち，ノルアドレナリンを投与することを弱く推奨する（GRADE 2D：エビデンスの確実性＝「非常に低」）．

1. 背景および本CQの重要度

J-SSCG 2016 および SSCG 2016 では，敗血症の初期蘇生における血管収縮薬の第1選択薬はノルアドレナリンが推奨された．しかし，SSCG 2016 では頻脈を呈さない患者においてはドパミンの使用も弱く推奨されている．血管収縮薬の第1選択として何を使用するかは重要であり，重要臨床課題として取り上げた．

2. PICO

P（患者）：成人，初期輸液によっても目標平均血圧まで血圧を上げることができない敗血症性ショックかつ血管収縮薬を投与していない状態の患者．すでに何らかの血管収縮薬を投与されている場合や心機能低下の患者は対象としない．

I（介入）：血管収縮薬の第1選択薬としてノルアドレナリンを使用する．

C（対照）：血管収縮薬の第1選択薬としてドパミンを使用する．

O（アウトカム）：短期死亡（28日または30日死亡），長期死亡（90日死亡，90日の評価がない場合は最長の評価日を用いることを考慮する），ショック離脱期間，臓器虚血の発生率，不整脈の発生率．

3. エビデンスの要約

システマティックレビューの結果，PICOに合致したRCTが5件施行されていた．De Backer らが行った RCT のみ敗血症以外のショック患者も含まれていたが，その他は敗血症性ショック患者を対象にノルアドレナリンとドパミンを比較したRCTであった．これらを用いたメタ解析を実施した．

4. 益と害のバランス

望ましい効果：短期死亡のアウトカム（5 RCT：n＝1,397）の効果推定値とその信頼区間（CI）は，1,000人当たり54人少ない（102人少ない～0人多い）であった．長期死亡およびショック離脱期間に関する報告はなかった．不整脈（2RCT：n＝1,931）の効果推定値とそのCIは，1,000人当たり110人少ない（138人少ない～80人少ない），心

4. 益と害のバランス

望ましい効果：短期死亡のアウトカム（2RCT：n＝244）の効果推定値とその信頼区間（CI）は，1,000人当たり304人少ない（395人少ない～190人少ない）．生存患者のICU滞在日数（1RCT：n＝42）の効果推定値とそのCIは，平均差（MD）4日短い（18.06短い～10.06長い），ICU free days（1RCT：n＝60）はMD 4.1日長い（1.8長い～6.4長い）．以上より，望ましい効果は大きいと判断した．

望ましくない効果：徐拍（1RCT：n＝60）は，介入群で30人中2人に認め，対照群では発生がなかった．腎代替療法（1RCT：n＝154）の効果推定値とそのCIは，1,000人当たり12人少ない（141人少ない～175人多い）だった．以上より，望ましくない効果はわずかと判断した．

益と害のバランス：望ましい効果は大きく，望ましくない効果はわずかである．以上より，介入が優位とした．

5. アウトカム全般に関するエビデンスの確実性

益と害の各アウトカムは異なる方向性を示していたため，「非常に低」を採用した．

6. 価値観

敗血症における頻拍の管理に対する価値観のエビデンスはない．一般的に死亡に対する相対的価値は高く，そのばらつきは少ないことが予想される．

7. 容認性

採用したRCTは2本ともエスモロールを使用した研究である．β遮断薬であるランジオロールの薬価は4,730円/50 mg，

プロプラノロールは83円/2 mg，エスモロールは3,368円/100 mgであり，医療経済への影響はあまり大きくないと考える．ただし，エスモロールの適応は本邦では手術時の上室性頻脈性不整脈に限定されており，使用には注意を要する．

8. 実行可能性

本邦の集中治療施設であれば，実行可能である．

9. 推奨グレーディング決定の工程

修正Delphi法を用いた投票によって，中央値7.5，見解不一致指数0.164の結果となり，委員会で採択された（7点以上：87.5%）．

10. 関連する他の診療ガイドラインにおける推奨

敗血症または敗血症性ショック患者における標準治療でコントロールできない頻拍への短時間作用型β_1アドレナリン受容体遮断薬の使用について，J-SSCG 2016とSSCG 2016[3]ではCQとして取り上げていない．

11. 実施に関わる検討事項

β_1アドレナリン受容体遮断薬の投与は循環動態の変動をきたす恐れがある．モニター監視下で標準治療を十分に行った上で投与することが望ましい．

● 文　献 ●

1) Morelli A, et al, JAMA 2013；310：1683-91
2) Wang Z, et al, Clin Drug Investig 2015；35：707-16
3) Rhodes A, et al, Intensive Care Med 2017；43：304-77

初期蘇生・循環作動薬

CQ6-13 成人敗血症性ショック患者に対する補助循環の適応は？

Answer

敗血症性ショック患者における心機能不全に対して，静脈-動脈 膜型人工肺（V-A ECMO）や大動脈内バルーンパンピング（IABP）などの補助循環の効果に関するエビデンスは十分ではなく，適応は検討段階である（BQ に対する情報提示）．

V-A ECMO：veno-arterial extracorporeal membrane oxygenation.
IABP：intra-aortic balloon pumping.

1. 背景および本 CQ の重要度

敗血症性ショックでは，血管拡張に伴う相対的血管内容量減少によるショックだけでなく，sepsis-induced myocardial dysfunction（SIMD）と呼ばれる心機能障害を発症し，心拍出量が低下する病態を呈することも知られている．最近，重篤な心機能低下を呈する成人敗血症患者に対して補助循環装置（V-A ECMO，IABP など）の使用が効果的であったとする報告が散見されるが，有効性に関するエビデンスは明確ではない．敗血症性ショックにおける心機能不全に対する補助循環の適用を提示することは重要と考え，本ガイドラインの CQ として取り上げた．

2. 解 説

敗血症性ショックは，血管拡張に伴う相対的血管内容量減少によるショックだけでなく，SIMD あるいは敗血症性心筋症（septic cardiomyopathy）と呼ばれる心機能障害による心原性ショックを呈することもある[1,2]．心原性ショック症例を対象とした IABP のランダム化試験（IABP-SHOCK Ⅱ trial）[3,4]では，IABP の使用は心原性ショックの予後を改善しておらず，心原性ショックにおける V-A ECMO と IABP を比較したメタ解析[5]では，V-A ECMO は安全に使用可能で血行動態を改善したものの，30 日生存率に有意差はなく，出血に関する合併症が多かったと報告されている．一方，本邦の急性・慢性心不全診療ガイドライン（2017 年改訂版）[6]では，「IABP のルーチンでの使用は推奨されないものの，一般に内科治療に反応しない重症心不全の場合，使用が考慮される」と記載されている．SIMD を呈した敗血症性ショック症例に関して，IABP の使用を検討した報告は極めて少なく，Hiromi ら[7]は，敗血症患者 2 症例に IABP を導入し救命できたと報告しているが，Takahashi ら[8]の 10 症例の検討では，IABP 導入により循環動態は改善するものの 28 日生存率は 30％であった．

SIMD を呈した敗血症性ショック症例に対する V-A ECMO 使用の症例報告や観察研究は散見されるが，生存率に関しては 15〜70％と大きく異なっている．Huang ら[9]は，V-A ECMO を導入した52症例を検討し，生存率は 15％（8症例）であったと報告しているが，うち 40％（21症例）の症例でV-A ECMO 導入前に心停止に陥っており，導入時期の問題が予後に大きく影響している可能性がある．Cheng ら[10]は，V-A ECMO を導入した151症例の成人敗血症患者の検討から，生存退院率は 29.8％であるが，75歳以上，進行性悪性腫瘍患者，末期の心不全・腎不全患者，免疫抑制患者（計 67人）を除いて解析すると，生存退院率は 42％であったと報告しており，年齢や免疫不全などの病態が予後に大きく影響する可能性を示唆している．一方，Bréchot ら[11]は，14症例の敗血症性ショック患者に V-A ECMO を導入し，生存退院率は 71.4％で1年以上の経過観察でも良好な QOL であったと報告している．Falk ら[12]は，V-A ECMO が導入された37症例のうち，左室機能低下の20症例に限定して検討すると，病院生存率90％，長期生存率は75％であったと報告し，Vogel ら[13]も，敗血症性心筋症（12例）に対して veno-arterio-venous（VAV）ECMO を導入し，6カ月後の生存率は 75％であったと報告している．特に Vogel らの報告では，ECMO 導入前に心停止に陥った5症例（41.7％）も加えた検討であり，ECMO 使用の有効性を十分に示す結果だと思われる．これまでの先行研究から，V-A ECMO を導入した成人敗血症性ショック症例の予後因子として，年齢[9]，重症心筋障害[14]，ECMO 導入前の心停止[14]，ショックから ECMO 導入までの時間[15]などが挙げられているが，それ以外に

ECMO 装置の改良や医療スタッフの ECMO 装置に対する習熟度なども重要であり，それらを考慮した治療戦略が必要になると思われる．しかし，成人敗血症患者に対する V-A ECMO の報告は未だ十分とはいえず，多くが単一施設での後ろ向き観察研究である．治療の有効性を検討したランダム化比較試験は未だ行われておらず，現時点で重篤な心機能低下を呈する成人敗血症に対する V-A ECMO や IABP の有効性については依然検討段階である．

● 文 献 ●

1) Parker MM, et al, Ann Intern Med 1984；100：483-90
2) Landesberg G, et al, Eur Heart J 2012；33：895-903
3) Thiele H, et al, N Engl J Med 2012；367：1287-96
4) Thiele H, et al, Lancet 2013；382：1638-45
5) Cheng JM, et al, Eur Heart J 2009；30：2102-08
6) Tsutsui H, et al, Circ J 2019；83：2084-184
7) Hiromi T, et al, Acute Med Surg 2017；4：446-50
8) Takahashi Y, et al, Indian J Crit Care Med 2019；23：182-5
9) Huang CT, et al, J Thorac Cardiovasc Surg 2013；146：1041-6
10) Cheng A, et al, J Thorac Cardiovasc Surg 2016；152：1526-36
11) Bréchot N, et al, Crit Care Med 2013；41：1616-26
12) Falk L, et al, Crit Care Med 2019；47：1097-105
13) Vogel DJ, et al, Perfusion 2018；33（1_suppl）：57-64
14) Park TK, et al, Eur J Cardiothorac Surg 2015；47：e68-74
15) Choi MJ, et al, Ann Thorac Surg 2017；103：1246-53

ステロイド療法

CQ7-1 初期輸液と循環作動薬に反応しない敗血症性ショック患者に対して，ステロイド（ヒドロコルチゾン）を投与するか？

Answer
初期輸液と循環作動薬に反応しない成人の敗血症性ショック患者に対して，ショックからの離脱を目的として，低用量ステロイド（ヒドロコルチゾン）を投与することを弱く推奨する（GRADE 2D：エビデンスの確実性＝「非常に低」）．

1. 背景および本 CQ の重要度

循環作動薬に反応しない敗血症性ショック患者では，相対的副腎不全がショックの遷延に関与している可能性がある．副腎皮質ステロイドであるヒドロコルチゾンの投与は，相対的副腎不全の改善，抗炎症作用，血管収縮作用，昇圧薬への反応性改善などの作用により，ショックからの離脱を補助することが期待される．

敗血症性ショックに対するステロイド投与の有用性については，これまで多数のランダム化比較試験（RCT），システマティックレビューが発表されているが，研究結果は必ずしも一致しておらず，個々の患者における使用の適否は，主治医の判断に委ねられている現状がある．2018年に2つの大規模 RCT が公表されており，これらも含めて検討する必要がある[1,2]．

敗血症性ショックの死亡率は高く，本 CQ は重要度の高いものと考えられる．

2. PICO

P（患者）：初期輸液と循環作動薬に反応しない敗血症性ショック患者．

I（介入）：ステロイド（ヒドロコルチゾン）を投与する．

C（対照）：ステロイド（ヒドロコルチゾン）を投与しない．

O（アウトカム）：全原因死亡，ショック離脱，あらゆる重篤な副作用，あらゆる軽微な副作用．

3. エビデンスの要約

システマティックレビューの結果，PICO に合致したランダム化比較試験（RCT）が11件施行されており，これらを用いたメタ解析を実施した．

4. 益と害のバランス

望ましい効果：28日死亡（9RCT：n＝6,424）に関する効果推定値は1,000人当たり21人少ない（95％CI：40人少ない〜3人多い），長期死亡（5RCT：n＝5,716）に関する効果推定値は1,000人当たり23人少ない（95％CI：45人少ない〜4人多い）と限定的であった．一方，ショックを離脱するまでに要する時間（5RCT：n＝4,661）に関する効果推定値は平均差（MD）31.53時間早い（95％CI：36.6時間早い〜26.46時間

早い）と望ましい効果を認めた．この2つのアウトカムを考慮し，望ましい効果は小さいながらあると判断された．

望ましくない効果：効果推定値は severe adverse events（3RCT：n＝5,313）で1,000人当たり10人少ない（95％CI：23人少ない〜4人多い），感染症（7RCT：n＝5,825）で1,000人当たり8人多い（95％CI：12人少ない〜31人多い），消化管出血（6RCT：n＝2,161）で1,000人当たり6人多い（95％CI：13人少ない〜32人多い）であり，望ましくない効果はわずかである．

益と害のバランス：本CQでは「ショック離脱」以外のアウトカムに関して望ましい効果は限定的である．一方，望ましくない効果についても，重篤な副作用のアウトカムに差は認めなかった．ショックから離脱するのに要する時間が，低く見積もっても24時間短縮することが期待できるという結果であり，患者・家族の個人の視点から，効果のバランスは，おそらく介入が優位とした．

5. アウトカム全般に関するエビデンスの確実性

今回採用した重大なアウトカムについて望ましい効果（効果あり）と望ましくない効果（効果なし）の両方向が見られるため，アウトカム全体にわたるエビデンスの確実性は，アウトカムの中で最も低い確実性を全体として採用し「非常に低」とした．

6. 価値観

敗血症性ショック患者に対するステロイド（ヒドロコルチゾン）投与において，各アウトカムにおける患者・家族の価値観に関するデータはない．一般的に，死亡アウトカムに対して置く相対的価値は高く，そのばらつきは少ないことが予想される．

7. 容認性

望ましくない効果のエビデンスは少なく，ヒドロコルチゾン投与に伴う費用は高額ではなく保険適用であるため，患者・家族の視点および道義的・倫理的な観点から許容されるものと考える．

8. 実行可能性

介入は多くの医療施設で実行可能である．

9. 推奨グレーディング決定の工程

修正Delphi法を用いた投票によって，中央値8，見解不一致指数0.132となり，委員会で採択された（7点以上：87.5％）．

10. 関連する他の診療ガイドラインにおける推奨

SSCG 2016においては，適切な輸液蘇生と血管作動薬投与により血行動態の安定が得られなかった場合にのみ，1日200mgのヒドロコルチゾン経静脈投与を「弱く推奨」している．J-SSCG 2016でも同様の病態に対し「ショックの離脱を目的として」投与することが「弱く推奨」されている．

11. 実施に関わる検討事項

すべての敗血症あるいは敗血症ショック患者に対する標準的治療としては行わないことが望まれる．また，今回解析に選択されたランダム化比較試験はすべて低用量ステロイドを用いており，本推奨は低用量ステロイドの使用を前提としている．

● 文 献 ●

1) Annane D, et al, N Engl J Med 2018；378：809-18
2) Venkatesh B, et al, N Engl J Med 2018；378：797-808

ステロイド療法

初期輸液と循環作動薬に反応しない敗血症性ショック患者に対して，ヒドロコルチゾンとフルドロコルチゾンを投与するか？（フルドロコルチゾン：保険適用外使用）

Answer

初期輸液と循環作動薬に反応しない成人の敗血症性ショック患者に対して，ヒドロコルチゾンとフルドロコルチゾンの併用投与を弱く推奨する（GRADE 2C：エビデンスの確実性＝「低」）．

1. 背景および本CQの重要度

循環作動薬に反応しない敗血症性ショック患者では，相対的副腎不全がショックの遷延に関与している可能性がある．CQ7-1に記載のように，副腎皮質ステロイドであるヒドロコルチゾン投与により，ショックからの離脱が期待される．また，鉱質コルチコイド受容体は各種の重要臓器に発現し，動物研究においては鉱質コルチコイド投与によるショックからの離脱促進，生存率の改善が報告されている[1]．

一方で，初期輸液と循環作動薬に反応しない敗血症に対しヒドロコルチゾンを投与する際に，強い鉱質コルチコイド作用を有する合成コルチコステロイド経口薬のフルドロコルチゾンを併用することの有効性・有害性の評価は定まっていない．

2. PICO

P（患者）：初期輸液と循環作動薬に反応しない敗血症性ショック患者．
I（介入）：ヒドロコルチゾンとフルドロコルチゾンの併用投与．
C（対照）：ヒドロコルチゾンの単独投与あるいはプラセボの投与．
O（アウトカム）：全原因死亡，ショック離脱，あらゆる重篤な合併症，あらゆる軽微な副作用．

3. エビデンスの要約

システマティックレビューの結果，PICOに合致したランダム化比較試験（RCT）が3件施行されており，これらを用いたメタ解析を実施した[2]．

4. 益と害のバランス

望ましい効果：28日死亡（2RCT：n＝1,540）に関する効果推定値は，1,000人当たり52人少ない（95％CI：4人少ない〜95人少ない）であり，low risk of biasの3つのRCTから得られる長期死亡（3RCT：n＝2,049）に関する効果推定値は，1,000人当たり53人少ない（95％CI：11人少ない〜90人少ない）であった．また，ショックからの離脱（1RCT：n＝299）に関する

効果推定値は 1,000 人当たり 124 人多い（95％ CI：9 人多い〜271 人多い）であり，これらの結果からヒドロコルチゾンとフルドロコルチゾンの併用投与による望ましい効果は大きいと判断される.

望ましくない効果：あらゆる重篤な副作用に関する効果推定値は，新規感染症（3RCT：n＝2,048）において 1,000 人当たり 33 人多い（95％ CI：35 人少ない〜119 人多い），消化管出血（2RCT：n＝1,539）において 1,000 人当たり 3 人少ない（95％ CI：23 人少ない〜27 人多い）であり，ヒドロコルチゾンとフルドロコルチゾンの併用投与による望ましくない効果はわずかである.

益と害のバランス：望ましい効果は大きく，望ましくない効果はわずかである. したがって，おそらく介入が有意と考えた. これは，最悪の場合（望ましい効果で CI 下限，望ましくない効果で CI 上限）を想定しても同様の判断となる.

5. アウトカム全般に関するエビデンスの確実性

望ましい効果は「利益あり」であるが，望ましくない効果の効果推定値の 95％ CI の上限は「害あり」であり，利益と害のバランスは不確実である. よって，アウトカム全体にわたるエビデンスの確実性については，アウトカムの中で最も低い確実性を全体として採用し「低」とした.

6. 価 値 観

各アウトカムにおける患者・家族の価値観に関するデータはないが，死亡アウトカムの相対的価値は高いことが予想される.

7. 容 認 性

望ましくない効果のエビデンスは少な

く，ヒドロコルチゾン投与に伴う費用は高額ではなく保険適用であるため，患者・家族の視点および道義的・倫理的な観点から許容されるものと考える.

8. 実行可能性

介入は多くの医療施設において実行可能である.

9. 推奨グレーディング決定の工程

修正 Delphi 法を用いた投票によって，中央値 8，見解不一致指数 0.164 の結果となり，委員会で採択された（7 点以上：83.3％）.

10. 関連する他の診療ガイドラインにおける推奨

SSCG 2016 には推奨の記載がない. J-SSCG 2016 では，フルドロコルチゾン併用投与について検討した RCT において，ヒドロコルチゾン単独投与と比較し予後を改善せず，感染症罹患率を有意に増加させたため投与するべきでないとしている.

11. 実施に関わる検討事項

本介入は初期輸液と循環作動薬に反応しない敗血症性ショックに対してのみ行うことが望まれる. また，フルドロコルチゾンの保険適用が塩喪失型先天性副腎皮質過形成症，アジソン病に限定されていることに考慮を要する.

● 文 献 ●

1) Hicks CW, et al. Crit Care Med 2012；40：199-207
2) Yamamoto R, et al. Acute Med Surg 2020；7：e569

ステロイド療法

3

ショックに至っていない敗血症患者に対して，ステロイド（ヒドロコルチゾン）を投与するか？

Answer
ショックに至っていない敗血症患者に対して，ヒドロコルチゾンの投与を行わないことを弱く推奨する（GRADE 2D：エビデンスの確実性＝「非常に低」）．

1. 背景および本CQの重要度

　ショックに至っていない敗血症患者において，ステロイド投与はショックへの進展を予防できる可能性がある．一方で，感染症，消化管出血，高血糖などの合併症を起こすリスクも有する．ショックを伴わない敗血症患者に対するステロイド投与の益と害のバランス評価は定まっておらず，同薬の使用は主治医の判断に委ねられている現状がある．

　敗血症の重症化を防ぐ治療法は有益であることから，本CQは重要と考えられる．

2. PICO

P（患者）：ショックに至っていない敗血症患者．

I（介入）：ステロイド（ヒドロコルチゾン）投与．

C（対照）：ステロイド（ヒドロコルチゾン）の非投与あるいはプラセボの投与．

O（アウトカム）：全原因死亡，ショックへの進展，あらゆる重篤な合併症，あらゆる軽微な副作用．

3. エビデンスの要約

　システマティックレビューの結果，PICOに合致したランダム化比較試験（RCT）が3件施行[1-3]されており，これらを用いたメタ解析を実施した．

4. 益と害のバランス

望ましい効果：28日死亡（3RCT：n＝437）に関する効果推定値は，1,000人当たり2人少ない（95％CI：48人少ない〜74人多い）であった．また，ショックへの進展（1RCT：n＝349）に関する効果推定値は1,000人当たり27人少ない（95％CI：94人少ない〜71人多い）であり，これらの結果からヒドロコルチゾンの投与による望ましい効果はわずかと判断される．

望ましくない効果：長期死亡（2RCT：n＝382）に関する効果推定値は，1,000人当たり26人多い（95％CI：42人少ない〜131人多い）であった．また，あらゆる重篤な副作用に関する効果推定値は，新規感染症（1RCT：n＝375）において1,000人当たり46人多い（95％CI：27人少ない〜157人多

い），消化管出血（1RCT：n＝375）におい
て1,000人当たり6人多い（95％CI：8人
少ない〜85人多い）であり，ヒドロコルチ
ゾンの投与による望ましくない効果はわず
かである．

益と害のバランス：本CQにおいては，
すべてのアウトカムがヒドロコルチゾン
投与の効果なしを示す結果であったため，
益と害のバランスからは，介入あるいは
比較対象のいずれも支持しない．

5. アウトカム全般に関する エビデンスの確実性

今回採用した重大なアウトカムについ
て，望ましい効果と望ましくない効果で
効果推定値の方向が異なっているため，
アウトカム全体にわたるエビデンスの確実
性については，アウトカムの中で最も低い
確実性を全体として採用し「非常に低」と
した．

6. 価 値 観

敗血症患者に対するヒドロコルチゾンの
投与において，各アウトカムにおける患
者・家族の価値観に関するデータはない．
一般的に，死亡アウトカムに対する相対的
価値は高いことが予想される．

7. 容 認 性

有害事象はリスクが低い可能性が高く，
介入に伴う費用は高額ではないため，患
者・家族の視点を考慮しても，許容できる
介入であると考えられる．

8. 実行可能性

介入は多くの医療施設において実行可能
である．

9. 推奨グレーディング決定の 工程

修正Delphi法を用いた投票によって，
中央値8，見解不一致指数0.014の結果と
なり，委員会で採択された（7点以上：
91.7％）．

10. 関連する他の診療ガイド ラインにおける推奨

SSCG 2016，J-SSCG 2016のいずれにお
いても，適切な輸液蘇生と血管作動薬投与
により血行動態の安定が得られた患者への
ヒドロコルチゾン投与は非推奨となってい
る．

11. 実施に関わる検討事項

敗血症発症前からステロイド投与を行わ
れていた患者に対するステロイド継続投与
（慢性疾患に対するステロイドの継続投与）
に関しては本推奨は適用されない．

● 文 献 ●

1) Keh D, et al, JAMA 2016；316：1775-85
2) Rinaldi S, et al, Crit Care Med 2006；34：2334-9
3) Tongyoo S, et al, Crit Care 2016；20：329

輸血療法

敗血症性ショックの初期蘇生において，赤血球輸血はどのように行うか？

Answer
敗血症性ショック患者の初期蘇生において，赤血球輸血はヘモグロビン値 7 g/dL 未満で開始することを弱く推奨する（GRADE 2C：エビデンスの確実性＝「低」）.

1. 背景および本CQの重要度

敗血症性ショック期には，組織の低酸素血症や心筋障害を考慮し，より高いヘモグロビン値で組織に十分な酸素を供給したほうがよいという考えがある．J-SSCG 2016 でもヘモグロビン値 7 g/dL 未満での輸血開始を推奨しているが，ヘモグロビン値が不十分な場合に生ずると考えられる虚血性臓器障害のリスクも考慮する必要がある．敗血症性ショック患者の初期蘇生における赤血球輸血の開始時期は重要な臨床上の課題であり，本ガイドラインにおいて，再度 CQ として取り上げた．

2. PICO

P（患者）：敗血症性ショック患者.
I（介入）：ヘモグロビン値 7 g/dL 未満で赤血球輸血を行う.
C（対照）：ヘモグロビン値 10 g/dL 未満で赤血球輸血を行う.
O（アウトカム）：90 日死亡，虚血性臓器障害.

3. エビデンスの要約

システマティックレビューの結果，PICO に合致したランダム化比較試験（RCT）は 1 件のみであった.

4. 益と害のバランス

望ましい効果：対象となった RCT は 1 件の RCT（n＝998）における 90 日死亡に関する効果推定値とその 95％信頼区間（CI）は，1,000 人当たり 18 人少ない（76 人少ない〜45 人多い）であり，ヘモグロビン値 7 g/dL 未満で赤血球輸血を開始することによる望ましい効果はわずかである.

望ましくない効果：対象となった RCT は 1 件の RCT（n＝977）における虚血性イベントに関する効果推定値とその CI は，1,000 人当たり 8 人少ない（33 人少ない〜31 人多い）であり，ヘモグロビン値 7 g/dL 未満で赤血球輸血を開始することによる望ましくない効果は増えない可能性があり，望ましくない効果はわずかである.

益と害のバランス：赤血球輸血の開始をヘモグロビン 7 g/dL に制限することが，

亡（5RCT，n＝1,833）に関する効果推定値は，リスク差（RD）1,000人当たり12人少ない（95% CI：81人少ない〜81人多い），臓器障害（3RCT，n＝1,600）に関してはRD 1,000人当たり12人多い（95% CI：51人少ない〜102人多い），感染症発生（2RCT，n＝635）に関してはRD 1,000人当たり48人多い（95% CI：12人少ない〜129人多い）となり，本CQに対する推奨が大きく変わることにはならないと判断した.

5. アウトカム全般に関するエビデンスの確実性

エビデンスの確実性はすべてのアウトカムについて「中」であった.

6. 価 値 観

ばらつきは少ないことが予想される.

7. 容 認 性

おそらく容認される.

8. 実行可能性

施行可能である.

9. 推奨グレーディング決定の工程

修正Delphi法を用いた投票によって，中央値7.0，見解不一致指数0.164の結果となり，委員会で採択された（7点以上：75.0%）.

10. 関連する他の診療ガイドラインにおける推奨

酸素療法マニュアル（旧酸素療法ガイドライン）（メディカルビュー社, 2017），BTS guideline for oxygen use in adults（British Thoracic Society）[3]において，急性期患者での酸素投与の目標を，SpO_2 94〜98%，CO_2ナルコーシスに陥るリスクのある患者では88〜92%とすることが推奨されている. 最近報告されたICU入室患者の後方視的観察研究[4]では，死亡率はSpO_2 94〜98%で最も低くなるU字型のカーブを示し，推奨を支持するデータとなっている.

11. 実施に関わる検討事項

ICUではルーチンにSpO_2が測定されており，SpO_2の値を指標に投与酸素流量やFiO_2を漫然と高い状態にしないよう調整することは比較的容易である. ただし，循環動態が安定していない場合，重度の貧血，感染症による代謝亢進などで酸素需給バランスが崩れている可能性が存在する状況も少なくない. 過度に酸素需要が高まっている状態や酸素供給が低下している状態では，循環動態が安定化し酸素需給バランスが立ち直るまでの間，酸素投与を多く，または酸素濃度を高くすることは緊急時，一般的に行われている対処法であり，これを否定するものではない.

適切な目標SpO_2の範囲に関しては今後のさらなる検討が必要である.

● 文 献 ●

1) Mackle D, et al, N Engl J Med 2020；382：989-98
2) Barrot L, et al, N Engl J Med 2020；382：999-1008
3) O'Driscoll BR, et al, Thorax 2017；72（suppl 1）：ii1-ii90
4) van den Boom W, et al, Chest 2020；157：566-73

呼吸管理

成人敗血症患者の初期の呼吸不全に対して，非侵襲的人工呼吸（NIV）または経鼻高流量療法（NHFT）を行うか？

Answer
成人敗血症患者の初期の呼吸不全に対して，非侵襲的人工呼吸（NIV）もしくは経鼻高流量療法（NHFT）を行うことを弱く推奨する（GRADE 2A：エビデンスの確実性＝「高」）．

1. 背景および本CQの重要度

急性呼吸不全に対する非侵襲的人工呼吸（non-invasive ventilation：NIV）や経鼻高流量療法（nasal high flow therapy：NHFT）の施行は，挿管に伴う不利益を回避することで患者の予後改善につながる可能性があるため，成人敗血症患者の初期の呼吸不全に対してNIVやNHFTを行うかどうかは重要な臨床課題と考える．

2. PICO

P（患者）：成人敗血症患者．
I（介入）/C（対照）：急性低酸素性呼吸不全患者に以下のいずれかを使用．
　1. NIV，2. NHFT，3. 通常の酸素投与（conventional oxygen therapy：COT）．
O（アウトカム）：短期死亡，気管挿管率，挿管までの時間（hour），感染，インターフェイスによる皮膚障害，不快感．

3. エビデンスの要約

システマティックレビューの結果，PICOに合致したランダム化比較試験（RCT）が24件施行されており，これらを用いたメタ解析およびネットワークメタ解析（NMA）を実施した．

4. 益と害のバランス

望ましい効果：短期死亡に関するネットワーク効果推定値は，COTと比べて，NHFTでリスク差（RD）1,000人当たり65人少ない（95% CI：95人少ない～28人多い）（5RCT，n＝1,453），NIVでRD 1,000人当たり30人少ない（95% CI：60人少ない～3人多い）（14RCT，n＝2,359），NHFTと比べて，NIVでRD 1,000人当たり8人少ない（95% CI：35人少ない～25人多い）（3RCT，n＝338）であった．気管挿管の施行に関するネットワーク効果推定値は，COTと比べて，NHFTでRD 1,000人当たり65人少ない（95% CI：95人少ない～28人少ない）（6RCT，n＝1,563），NIVでRD 1,000人当たり60人少ない（95% CI：92人少ない～29人少ない）（17RCT，n＝2,506），NHFTと比べて，NIVでRD 1,000人当た

り5人多い（95％CI：32人少ない〜46人多い）（5RCT，n＝1,584）であった．

望ましくない効果：検討したアウトカムはすべて，「重大」ではなく「重要」との評価であったため，EtD tableには含まれなかった．

益と害のバランス：NIVやNHFTを適用すれば挿管に伴う不利益は回避できる可能性がある．しかし，望ましくない効果に関しては検討できていない．よって，効果のバランスは比較対照（COTを行う）よりも「おそらく介入（NIVまたはNHFTを行う）が優位」と判断した．

5. アウトカム全般に関するエビデンスの確実性

エビデンスの方向性としては，気管挿管のアウトカムのみCOTに対してNIVとNHFTで気管挿管を減少させる望ましい効果があった．SUCRA（surface under the cumulative ranking）の数値を参考にエビデンスの方向性を判断すると，COTと"NIVまたはNHFT"の2群においてエビデンスの方向性は一致していると考え，アウトカム全体にわたるエビデンスの確実性は「高」と判断した．

6. 価 値 観

敗血症患者に対するNIVやNHFTによる呼吸管理では，各アウトカムに置く患者や家族の価値観に関するデータはない．一般的に，死亡アウトカムに対して置く相対的価値は高く，そのばらつきは少ないことが予想される．

7. 容 認 性

呼吸管理を行うために必要となる要素は，デバイスの有無，デバイスや酸素の

コスト，デバイスに対する容認性が挙げられる．NIV，NHFT，COTでは一般的な呼吸管理デバイスが用いられており，国内のどの病院においてもすでに導入されていることが多い．しかし，デバイスに関わる消耗品に関しては，COTのほうがコストを抑えられると考えられる．また，医療従事者の仕事量に関しては，COTに比してNHFT，NHFTに比してNIVにおいて，それぞれの呼吸管理を維持するための仕事量は増大すると考えられる．

8. 実行可能性

人工呼吸管理が可能な病院であれば，これらの治療は一般的な呼吸管理方法であり，どの病院においても実行可能性は高いと考えられる．しかし，デバイスがない施設では実施できない．

9. 推奨グレーディング決定の工程

修正Delphi法を用いた投票によって，中央値8，見解不一致指数0.164の結果となり，委員会で採択された（7点以上：83.3％）．

10. 関連する他の診療ガイドラインにおける推奨

本CQと類似したテーマを扱う他のガイドラインは，検索する限り見当たらない．

11. 実施に関わる検討事項

急性呼吸不全患者の初期呼吸管理として，呼吸不全に至った原因ごとに最適な酸素療法デバイスは異なる可能性があるが，実臨床ではそれらを加味しながら症例に応じた方法を選択するのがよいと考えられる．

呼吸管理

CQ9-3 成人敗血症患者の人工呼吸管理において，肺保護換気戦略を行うか？

> ### Answer
> 成人敗血症患者の人工呼吸管理において，肺保護換気戦略を行うことを弱く推奨する（GRADE 2B：エビデンスの確実性＝「中」）．

1. 背景および本CQの重要度

重症患者における人工呼吸管理において，人工呼吸器関連肺損傷をきたさない管理が患者予後改善のために必須である．人工呼吸器関連肺損傷を引き起こす可能性のある因子として1回換気量とプラトー圧が示唆されており，それらをある一定基準以内に抑えて呼吸管理を行う肺保護換気の重要性が示唆されているが，成人敗血症患者における有効性は十分に解明されていない．それらの目標値を具体的に検討することは，敗血症診療の専門家だけでなく，非専門家にとっても重要な臨床課題と考えられる．

2. PICO

P（患者）：成人敗血症患者．

I（介入）：肺保護換気．〔低1回換気量もしくは低プラトー圧，もしくはその両者によりプラトー圧がある基準未満となった場合で，PEEPは問わない．Day 1のみ：1回換気量はおおよそ4〜8 mL/kg理想体重（ideal body weight：IBW）〕

C（対照）：Conventional（上記以外，プラトー圧がある基準以上となっている場合で，PEEPは問わない：1回換気量は

おおよそ8 mL/kg IBWより多い）．

O（アウトカム）：短期死亡，人工呼吸器離脱期間（VFD），圧損傷発生率，人工呼吸関連肺炎発生率．

3. エビデンスの要約

システマティックレビューの結果，PICOに合致したランダム化比較試験（RCT）が9件施行されており，これらを用いたメタ解析を実施した．

4. 益と害のバランス

望ましい効果：短期死亡（9RCT，n＝2,422）に関する効果推定値は，conventionalと比較し，肺保護換気でリスク差（RD）1,000人当たり36人少ない（95％CI：88人少ない〜24人多い）であった．VFD（3RCT，n＝1,911）に関しては平均差（MD）1.79日長い（95％CI：0.62日短い〜4.20日長い）であった．望ましい効果は小さいと判断した．短期死亡のエビデンスの確実性は「中」，VFDのエビデンスの確実性は「非常に低」であった．

望ましくない効果：圧損傷（7RCT，n＝2,182）に関する効果推定値は，conventionalと比較し，肺保護換気でRD 1,000人

当たり 8 人少ない（95% CI：31 人少ない～28 人多い）であった．望ましくない効果はわずかと判断した．結果の確実性は「非常に低」であった．

益と害のバランス：肺保護換気は VFD に関しては同等，死亡および圧損傷に関しては減少する傾向を示し，検討したアウトカムについては介入を支持する方向であったので，効果のバランスは対照よりも「おそらく介入（肺保護換気）が優位」と判断した．

5. アウトカム全般に関するエビデンスの確実性

すべての望ましい効果と望ましくない効果の方向性は一致しており，確実性は「中」あるいは「非常に低」であった．そのため，アウトカム全体にわたるエビデンスの確実性は「中」と判断した．

6. 価値観

敗血症患者に対する肺保護換気においては，各アウトカムに置く患者や家族の価値観に関するデータはない．一般的に，死亡アウトカムに対して置く相対的価値は高く，そのばらつきは少ないことが予想される．

7. 容認性

一般的な人工呼吸の設定の違いであり，すべての人工呼吸器で実践できるため，新たな資源は必要としない．コストは増加しなくて，患者や家族の個人の視点からもおそらく許容できると判断した．また，医療従事者にとっても肺保護換気は人工呼吸設定の重要な要素であり，大きく仕事量が増加することもないため，おそらく許容できると判断した．

8. 実行可能性

肺保護換気のためのパラメータは人工呼吸で一般的に設定できる項目であり，多くの医療施設において実行可能である．新たに人工呼吸器を購入しなければならない医療施設においては実行可能性のハードルが上がる可能性がある．

9. 推奨グレーディング決定の工程

修正 Delphi 法を用いた投票によって，中央値 8，見解不一致指数 0.164 の結果となり，委員会で採択された（7 点以上：100%）．

10. 関連する他の診療ガイドラインにおける推奨

SSCG2016 では，敗血症に起因する ARDS の患者では，1 回換気量の目標を 12 mL/kg IBW ではなく，6 mL/kg IBW に設定することが強く推奨されている．また，敗血症に起因する重症 ARDS 患者では，プラトー圧の上限は 30 cmH$_2$O を超えない設定を使用することが強く推奨されている．

11. 実施に関わる検討事項

今回は，プラトー圧と 1 回換気量に関して検討を行ったが，近年では駆動圧や経肺圧もアウトカムに影響をきたすことが示されている．しかし，本メタ解析ではそれらの圧に関しては検討できていないため，自発呼吸を伴う患者や胸郭コンプライアンスが高い患者においては十分に検討できていないことに注意を要する．

呼吸管理

CQ9-4 成人敗血症患者の人工呼吸管理において，高 PEEP 設定を行うか？

Answer
成人敗血症患者の人工呼吸管理の初期においては高 PEEP 設定（PEEP 12 cmH$_2$O 以上）を用いないことを弱く推奨する（GRADE 2D：エビデンスの確実性＝「非常に低」）.

1. 背景および本 CQ の重要度

人工呼吸器関連肺損傷に関連する因子の 1 つである無気肺を改善させるために付与する PEEP が患者予後改善に寄与することが示唆されている. しかし，高い PEEP は有害事象発生の一因ともなるため，PEEP 設定が本当に予後改善に寄与するのか，特に人工呼吸管理の初期においては，どれくらいの PEEP が適切なのかを知ることは重要な臨床課題と考えられる.

2. PICO

P（患者）：敗血症で人工呼吸管理を必要とする重症患者.
I（介入）：高 PEEP 設定.
C（対照）：低 PEEP 設定.
O（アウトカム）：短期死亡，人工呼吸器離脱期間（VFD），圧損傷発生率，PaO$_2$/FiO$_2$，PEEP による循環不全発生率.

3. エビデンスの要約

システマティックレビューの結果，PICO に合致したランダム化比較試験（RCT）が 7 件施行されており，これらを用いたメタ解析を実施した.

4. 益と害のバランス

望ましい効果：短期死亡（7RCT, n＝3,657）に関する効果推定値とその信頼区間（CI）は，低い PEEP と比べて高 PEEP では，リスク差（RD）1,000 人当たり 8 人少ない（95％ CI：54 人少ない〜47 人多い）であった. 一方，VFD（3RCT, n＝1,654）に関する効果推定値は平均差（MD）0.45 日長い（95％ CI：2.02 日短い〜2.92 日長い）であった.

望ましくない効果：圧損傷発生率(6RCT, n＝3,457)に関する効果推定値は低 PEEP と比べて高 PEEP では RD 1,000 人当たり 5 人多い（95％ CI：23 人少ない〜53 人多い）であった. また，循環不全発生（1RCT, n＝1,010）に対する効果推定値は高 PEEP で RD 1,000 人当たり 65 人多い（95％ CI：6 人多い〜133 人多い）であった.

益と害のバランス：望ましい効果としての短期死亡と VFD ではいずれも優劣がつけられなかった. 望ましくない効果としての圧損傷発生率には優劣は認めなかったが，循環不全発生に関しては増加する方向

ないものの，人工呼吸期間，ICU 滞在日数では，介入による有益な効果が示されており，計画外抜管も減少傾向であることから，おそらく介入が優位である．

5. アウトカム全般に関するエビデンスの確実性

死亡と計画外抜管は減少する方向で，人工呼吸期間と ICU 滞在日数は有意差をもって介入を支持する方向で一致している．各アウトカムに対する確実性は「低」から「非常に低」であり，その中で高いほうの「低」とした．

6. 価 値 観

死亡や人工呼吸期間，ICU 滞在日数は，患者予後に直結するアウトカムであり，light sedation により患者意識が確認できれば，家族にとっては大きなメリットになるため，その価値は高く，ばらつきは少ないものと推察した．

7. 容 認 性

Light sedation の実践は，担当看護師の負担が増える可能性は否定できないものの，計画外抜管を増やすことなく患者意識を確認することができ，かつ人工呼吸期間や ICU 滞在日数を短縮することから，容認されるものと判断した．

8. 実行可能性

Light sedation 下で人工呼吸管理中からリハビリテーションを実践することが，標準的治療になりつつあることを考えれば，鎮静薬の調節や意識のある患者に対する対応が負担になるとは考えにくく，計画外抜管を増加させることもないことから，実行は可能であると判断した．

9. 推奨グレーディング決定の工程

修正 Delphi 法を用いた投票によって，中央値 8，見解不一致指数 0.164 の結果となり，委員会で採択された（7点以上：91.7%）．

10. 関連する他の診療ガイドラインにおける推奨

SSCG 2016[1]では，鎮静レベルの目標を決めて鎮静薬量を最小限に抑えることが推奨され，投与方法は，間欠的，持続的のいずれでもよいとしている（best practice statement：BPS）．PADIS ガイドライン[2]では，light sedation の実践は死亡に影響はないものの，人工呼吸期間の短縮や気管切開施行率の低下につながるとして推奨されている（条件付き推奨，低い質のエビデンス）．

J-SSCG 2016では，J-PAD ガイドライン[3]より引用する形で，人工呼吸管理中の成人患者では，「毎日鎮静を中断する」あるいは「浅い鎮静深度を目標とする」プロトコルのいずれかを用いることを推奨している（1B）．

11. 実施に関わる検討事項

1日1回の鎮静薬中断とプロトコルによる鎮静薬の調整では，どちらが有効でかつ安全に施行できるのか，鎮静スコアリングを用いてどの鎮静レベルを目標とするべきなのか，について日々および個々の患者で検討していく必要がある．

● 文 献 ●

1) Rhodes A, et al, Intensive Care Med 2017；43：304-77
2) Devlin JW, et al, Crit Care Med 2018；46：e825-73
3) J-PAD, J Jpn Soc Intensive Care Med 2014；21：539-79

痛み・不穏・せん妄の管理

CQ10-4 成人敗血症患者のせん妄予防に，薬物療法を行うか？

Answer

成人敗血症患者のせん妄予防にデクスメデトミジンを投与することを弱く推奨する（GRADE 2C：エビデンスの確実性＝「低」）．ハロペリドールを投与しないことを弱く推奨する（GRADE 2B：エビデンスの確実性＝「中」）．非定型抗精神病薬を投与しないことを弱く推奨する（GRADE 2C：エビデンスの確実性＝「低」）．スタチンを投与しないことを弱く推奨する（GRADE 2D：エビデンスの確実性＝「非常に低」）．

コメント：鎮静が不必要な患者にデクスメデトミジンのルーチン投与を推奨するものではない．

また，デクスメデトミジンの投与は循環動態の変動をきたす恐れがあるため，ICU で全身管理に熟練した医師のもとで投与することが望ましい．

1. 背景および本 CQ の重要度

敗血症患者の中枢神経系臓器障害の 1 つとしてせん妄がある．敗血症患者においてせん妄を薬物により予防することができれば，患者の集中治療後症候群（PICS）を軽減できる可能性があるため，本 CQ を敗血症診療における重要な臨床課題として取り上げた．

2. PICO

P（患者）：敗血症，呼吸不全，心不全，熱傷，大侵襲手術後などで人工呼吸中の成人重症患者．

I（介入）：デクスメデトミジン，ハロペリドール，非定型抗精神病薬，スタチンの投与．

C（対照）：プラセボ投与．

O（アウトカム）：死亡，ICU 退室後の認知機能障害，せん妄，せん妄日数，またはせん妄フリー日数，ICU 滞在日数，重症有害事象．

3. エビデンスの要約

システマティックレビューの結果，PICO に合致したランダム化比較試験（RCT）がデクスメデトミジン 8 件，ハロペリドール 7 件，非定型抗精神病薬 3 件，スタチン 2 件施行されており，これらを用いたメタ解析を実施した．

4. 益と害のバランス

望ましい効果：デクスメデトミジンの予防投与はせん妄（7RCT：n＝1,658）について 1,000 人当たり 155 少ない（95% CI：203 人少ない〜83 人少ない）であり，望ましい効果は「中」であると判断した．他のハロペリドール，非定型抗精神病薬，スタチンの予防投与は，それぞれせん妄（5RCT：n＝2,159）について 1,000 人当たり 34 人少ない（95% CI：92 人少ない〜40 人多い），術後患者のみを対象とした 2RCT（n＝227）の 1,000 人当たり 203 人少ない（95% CI：225 人少ない〜111 人少ない），1RCT（n＝142）の 1,000 人当たり 9 人少ない（95% CI：94 人少ない〜66 人多い）といずれも望ましい効果はわずかであった．

望ましくない効果：デクスメデトミジンの重症な有害事象は 1,000 人当たり 53 人少ない（95% CI：69 人少ない〜8 人多い），ハロペリドールの重篤な有害事象は 1,000 人当たり 2 人少ない（95% CI：6 人少ない〜13 人多い）であり，望ましくない効果はわずかと考えた．非定型抗精神病薬，スタチンの予防投与については，重症な有害事象を調べた研究はない，あるいは，介入群・対照群ともに有害事象の発生はなく，望ましくない効果の推定値はわからなかった．

益と害のバランス：デクスメデトミジンについては，望ましくない効果発生に差はなく，ICU 退室後の認知機能障害とせん妄について中程度の効果を認めるため，おそらく介入が優位と判断した．ハロペリドールについては，望ましい効果は限定的であり，望ましくない効果も増えない可能性が高いことより，介入も比較対照のいずれも優位でないと判断した．非定型抗精神病薬については，せん妄を低下させたが，その対象は術後患者のみであり，望ましい効果はわずかであると考えた．また，望ましくない効果は不明である．以上より敗血症患者に推奨するにはエビデンスが不足しており，介入も比較対照もいずれも優位でないと判断した．スタチンについては，望ましい効果は限定的で，望ましくない効果もわずかであり，介入も比較対照もいずれも優位でないと判断した．

5. アウトカム全般に関するエビデンスの確実性

デクスメデトミジンについては，益と害の各アウトカムが同じ方向性を示しているため，最も高いエビデンスである「低」を採用した．ハロペリドールについては，益と害の各アウトカムが同じ方向性を示しているため，最も高いエビデンスである「中」を採用した．非定型抗精神病薬については，益と害の各アウトカムが同じ方向性を示しているため，最も高いエビデンスである「低」を採用した．スタチンについては，死亡率が高くなる方向であり，益と害のアウトカムが逆方向を示すと考えて最も低いエビデンスである「非常に低」を採用した．

6. 価 値 観

成人敗血症患者のせん妄予防の薬物療法に対する，各アウトカムに置く患者・家族の価値観に関するデータはない．一般的に，死亡，せん妄，せん妄日数などの臨床アウトカムに対して置く相対的価値は高く，ばらつきは少ないことが予想される．

7. 容 認 性

デクスメデトミジン（200 µg/50 mL シリンジ価格 4,886 円）は集中治療における人

工呼吸中および離脱後の鎮静薬として広く使用されており，患者・家族の個人的な負担を大きく増加するものではない．医療者の仕事量に関しても，集中治療管理として薬剤の持続投与は一般的な内容であり，容認可能である．ハロペリドールは価格5.7～2,572円とばらつきがあるが，患者負担から考えて薬剤コストは容認できる．また，薬剤内服は医療者への負担も限定的である．非定型抗精神病薬は薬剤価格が比較的安価（リスペリドン10.1～215.3円，クエチアピン10.6～68.6円）であり，おそらく容認できる．また，薬剤投与による医療関係者への負担も十分容認できる．スタチンは先発品とジェネリックを合わせると多数の種類があり，価格も10.1～328.4円と様々である．高額な薬剤ではないため，患者にとっては容認可能である．また，薬剤内服は医療者への負担も限定的である．

8. 実行可能性

敗血症を管理可能な医療施設であれば，介入は問題なく実行可能である．ただし，ハロペリドール，非定型抗精神病薬，スタチンをせん妄予防に使用する際は，保険適用外の診療となる．

9. 推奨グレーディング決定の工程

デクスメデトミジン：修正Delphi法を用いた投票によって，中央値8，見解不一致指数0.015の結果となり，委員会で採択された（7点以上：83.3％）．

ハロペリドール：同様の投票で，中央値8，見解不一致指数0.146の結果となり，委員会で採択された（7点以上：91.7％）．

非定型抗精神病薬：同様の投票で，中央値7，見解不一致指数0.164の結果となり，

委員会で採択された（7点以上：83.3％）．

スタチン：同様の投票で，中央値8，見解不一致指数0.164の結果となり，委員会で採択された（7点以上：91.7％）．

10. 関連する他の診療ガイドラインにおける推奨

J-SSCG 2016においては，J-PADガイドラインより引用する形で「薬理学的せん妄予防プロトコルを使用すべきとはいえない（データ不足）」となっている．また，PADISガイドラインにおいて，非定型抗精神病薬，ハロペリドール，デクスメデトミジン，スタチンをすべての成人重症患者におけるせん妄の予防に使用しないことを提案している（条件付き推奨，非常に低い～低い質のエビデンス）．各診療ガイドラインによってデクスメデトミジンの推奨の方向性が若干異なることを念頭に入れる必要がある．

11. 実施に関わる検討事項

薬剤をルーチンに使用するかについては，患者の年齢・重症度・合併症も考慮する必要がある．デクスメデトミジンは国内で認可された投与量が海外の投与量と異なり（デクスメデトミジンの維持量0.2～0.7 µg/kg/hrは海外より少ない），本邦での有効性および副作用の発生も考慮に入れた使用が望まれる．

本推奨は，鎮静が不必要な患者にデクスメデトミジンのルーチン投与を推奨するものではない．また，本CQでは，「デクスメデトミジンの投与は循環動態の変動をきたす恐れがあるため，ICUで全身管理に熟練した医師の下で投与することが望ましい」というエキスパートコンセンサスを加えて提示することとした．

人当たり3人少ない（95% CI：29人少ない～46人多い）であった．したがって，CRRTによる望ましい効果はわずかであると判断した．

望ましくない効果：明らかな望ましくない効果があるかは不明であった．

益と害のバランス：望ましい効果が「わずか」であり，望ましくない効果が「わからない」であった．したがって，効果のバランスは介入対象がおそらく優位と判断した．

5. アウトカム全般に関するエビデンスの確実性

全体的なエビデンスの確実性は「低」と判断した．

6. 価 値 観

死亡という重大なアウトカムにおいては個々人の価値観のばらつきは小さいと考えられる．

7. 容 認 性

本邦の保険診療において，CRRTとIRRTはともに承認された治療であり，患者・家族の視点からは容認できる範囲であると思われる．一方で，回路凝固の管理や抗凝固薬の調整など，医療スタッフの業務負荷はIRRTよりCRRTで増加することは明らかであり，施行は容認し難いものとなり得る．

8. 実行可能性

本邦の観察研究の結果からは，ICUにおいてCRRTを行うことはほぼ可能であると考えられる．

9. 推奨グレーディング決定の工程

修正Delphi法を用いた投票によって，中央値8，見解不一致指数0.164の結果となり，委員会で採択された（7点以上：91.7%）．循環動態が不安定な患者を対象としてCRRTとIRRTを比較したRCTは存在しなかったが，このような状況下ではCRRTを選択するというGPSを示すこととした．

10. 関連する他の診療ガイドラインにおける推奨

SSCG 2016では，CRRT・IRRTのどちらを選択してもよいが，血行動態が不安定な患者については，CRRTを使用することを提案している[1]．各AKIガイドラインでも，同様の提案である[2,3]．

11. 実施に関わる検討事項

循環動態が不安定な症例においてはCRRTを選択することが望ましいと考えられる．

● 文 献 ●

1) Rhodes A, et al, Intensive Care Med 2017；43：304-77
2) 寺田典生, 他, 日腎会誌 2017；59：419-533
3) KDIGO AKI Working Group, Kidney Int Suppl 2012；2：1-138

急性腎障害・血液浄化療法

CQ11-5-1　敗血症性AKIに対して，早期の腎代替療法を行うか？（Stage 2 vs Stage 3 または古典的絶対適応）

> ### Answer
> 敗血症性 AKI に対して，Stage 2 での早期の腎代替療法を行うか否かについて本ガイドラインでは推奨を提示しない．

1.　背景および本CQの重要度

AKI を合併した敗血症患者に対して，いつ腎代替療法（renal replacement therapy：RRT）を開始すべきかについては依然議論が分かれており，重要な臨床課題として取り上げるべきと考えられる．なお，早期の定義が統一されていない状況を鑑み，AKI の重症度で CQ を分けることとした．

2.　PICO

P（患者）：成人の敗血症性 AKI 患者および重症疾患による AKI 患者．

I（介入）：RIFLE/AKIN/KDIGO Stage 2 で RRT 施行．

C（対照）：RIFLE/AKIN/KDIGO Stage 3 または古典的な絶対適応で RRT 施行．

O（アウトカム）：死亡，透析依存，両者の複合アウトカム．

3.　エビデンスの要約

システマティックレビューの結果，PICO に合致したランダム化比較試験（RCT）が 1 件施行されていた．

4.　益と害のバランス

望ましい効果：死亡では 1,000 人当たり 195 人少ない（95％CI：293 人少ない〜70 人少ない）であった．死亡または透析依存の複合アウトカムでは，1,000 人当たり 190 人少ない（95％CI：292 人少ない〜66 人少ない）であった．以上から，Stage 2 での RRT 開始における望ましい効果は「中」と判断した．

望ましくない効果：採用された RCT では出血合併症，カテーテル感染などは報告されていなかった．

益と害のバランス：Stage 2 における RRT の開始の望ましい効果は「中」であり，おそらく介入が優位と判断される．しかし，この効果は 1 施設で実施された 1 つの RCT の結果であり，一般化可能性は低い．したがって，敗血症性 AKI Stage 2 で RRT を行うか否かについて推奨を提示しないこととした．

5. アウトカム全般に関する エビデンスの確実性

1つの RCT で評価された重大なアウトカムから，エビデンスの確実性は「低」と判断された．

6. 価値観

死亡という重大なアウトカムにおいては個々人の価値観のばらつきは小さいと考えられる．

7. 容認性

本邦で RRT は保険診療として認められており，患者・家族の視点から費用負担は容認できる範囲であると思われる．一方，RRT 施行に際しては医療スタッフの業務負荷は増加するため，不必要な施行は容認し難いものとなり得る．

8. 実行可能性

RRT を早期に開始すると，RRT を受ける患者数が増えるため，早期開始の妨げとなる要因は設備および人的資源である．Stage 2 での RRT 開始では，設備や人的資源が潤沢ではない施設での状況を鑑み，実行可能性は「おそらく，いいえ」とした．

9. 推奨グレーディング決定の 工程

本 CQ については，修正 Delphi 法を用いた投票によって，中央値 7，見解不一致指数 0.164 の結果となり，委員会で採択された（7 点以上：87.5％）．

10. 関連する他の診療ガイド ラインにおける推奨

SSCG 2016 では，透析療法の絶対的な適応がない乏尿または血清クレアチニン高値の段階では，RRT を行わないことを提案している[1]．本邦の AKI（急性腎障害）診療ガイドライン 2016 では，「早期の血液浄化療法開始が予後を改善するエビデンスは乏しく，臨床症状や病態を広く考慮して開始の時期を決定すべきである」と述べられている[2]．一方，海外の AKI ガイドラインでは，体液量，電解質，酸塩基平衡の致死的になり得る変化がある場合に速やかに RRT を開始すると記載されている[3]．

11. 実施に関わる検討事項

なし．

● 文 献 ●

1) Rhodes A, et al, Intensive Care Med 2017；43：304-77
2) 寺田典生，他，日腎会誌 2017；59：419-533
3) KDIGO AKI Working Group, Kidney Int Suppl 2012；2：1-138

急性腎障害・血液浄化療法

CQ11-5-2 敗血症性 AKI に対して，早期の腎代替療法を行うか？（Stage 3 vs 古典的絶対適応）

Answer
敗血症性 AKI に対して，Stage 3 での早期の腎代替療法を行わないことを弱く推奨する（GRADE 2D：エビデンスの確実性＝「非常に低」）.

1. 背景および本 CQ の重要度

CQ11-5-1 と同様である.

2. PICO

P（患者）：成人の敗血症性 AKI 患者および重症疾患による AKI 患者.

I（介入）：RIFLE/AKIN/KDIGO Stage 3 で RRT 施行.

C（対照）：古典的な絶対適応で RRT 施行.

O（アウトカム）：死亡，透析依存，両者の複合アウトカム，合併症（出血イベント）.

3. エビデンスの要約

システマティックレビューの結果，PICO に合致したランダム化比較試験（RCT）が 2 件施行されており，これらを用いたメタ解析を実施した.

4. 益と害のバランス

望ましい効果：出血のリスクは 1,000 人当たり 22 人少ない（95％CI：45 人少ない〜12 人多い）であり，Stage 3 における RRT 開始の望ましい効果はわずかと判断した.

望ましくない効果：死亡に対する効果は 1,000 人当たり 11 人多い（95％CI：48 人少ない〜74 人多い），死亡または透析依存の複合アウトカムでは，1,000 人当たり 0 人の増減（95％CI：59 人少ない〜70 人多い）であった. Stage 3 での RRT 開始の望ましくない効果はわずかと判断した.

益と害のバランス：望ましい効果も望ましくない効果もいずれかを支持するほどには示されなかった.

5. アウトカム全般に関するエビデンスの確実性

重大なアウトカムである死亡と出血合併症のアウトカムが異なる方向性を示し，出血合併症に関する確実性は「非常に低い」と評価されていることから，全体的な確実性を「非常に低い」とする.

6. 価値観

死亡という重大なアウトカムにおいては個々人の価値観のばらつきは小さいと考えられる.

効果は出血性合併症アウトカムの増加である．1つの RCT から得られた出血性合併症アウトカムの効果推定値とその CI は，1,000 人当たり 52 人少ない（85 人少ない〜27 人多い）であり，CI の上限と下限で大きく効果の方向性が異なる．したがって，ヘパリン・ヘパリン類投与による望ましくない効果もわずかと判断した．

益と害のバランス：死亡と出血性合併症の効果推定値は，1,000 人当たり死亡 58 人の減少に対して出血性合併症は 52 人の減少で，相対的価値を無視しても 110 人の正味の利益が得られる．しかし，いずれのアウトカムに関しても不確実性が非常に強く，CI の上限と下限で大きく効果の方向性が異なる．したがって，益と害のバランスに関して，介入と比較対照のいずれも優位とはいえない．

5. アウトカム全般に関する エビデンスの確実性

　本 CQ で採用した 2 つの重大なアウトカムの効果推定値の方向性は一致していたため，その中で一番高いアウトカムの確実性を全体としては採用した．したがって，アウトカム全体にわたるエビデンスの確実性は「非常に低」である．

6. 価 値 観

　敗血症患者に対するヘパリン・ヘパリン類投与において，死亡と出血性合併症に関する患者・家族からみた価値観を評価した質の高いエビデンスはない．一般的に，出血アウトカムに対して死亡アウトカムの相対的重要性は高く，そのばらつきは少ないことが予想される．

7. 容 認 性

　ヘパリン・ヘパリン類投与に伴う医療者の仕事量の増加はわずかである．ヘパリン・ヘパリン類投与に伴うコストは 5 日間投与で約 1,600 円である．その個人負担額は安価であり，おそらく許容できるだろう．

8. 実行可能性

　介入は多くの医療施設において実行可能である．

9. 推奨グレーディング決定の 工程

　修正 Delphi 法を用いた投票によって，中央値 8，見解不一致指数 0.164 の結果となり，委員会で採択された（7 点以上：83.3％）．

10. 関連する他の診療ガイド ラインにおける推奨

　SSCG 2016 では，敗血症性 DIC に対するヘパリン・ヘパリン類の使用は記載がない．一方，J-SSCG 2016 では，敗血症性 DIC に対して，ヘパリン・ヘパリン類を標準治療として投与しないことが弱く推奨された．

11. 実施に関わる検討事項

　標準的治療としてヘパリン・ヘパリン類投与を行うことは好ましくないが，症例に応じた適応判断を否定するものではない．

●　文　献　●

1) Umemura Y, et al, J Thromb Haemost 2016；14：518-30

DIC 診断と治療

CQ15-5 敗血症性 DIC にリコンビナント・トロンボモジュリン投与を行うか？

Answer
敗血症性 DIC 患者に対して，リコンビナント・トロンボモジュリン製剤を投与することを弱く推奨する（GRADE 2C：エビデンスの確実性＝「低」）.

1. 背景および本CQの重要度

敗血症に起因する DIC は，頻度と致命率の高さから最重要臨床課題と考えられる．リコンビナント・トロンボモジュリンは主にトロンビンに結合して，プロテイン C の活性化を促進することで抗凝固作用を有し，そのレクチン様ドメインを介した抗炎症作用を有することから[1]，敗血症性 DIC の病態を制御できる可能性が期待され，本邦の臨床現場でも幅広く使われている.

過去の研究ではリコンビナント・トロンボモジュリンが敗血症性 DIC の予後に与える影響に関して相反する結果が公表されており，明確なエビデンスが確立されていない．敗血症性 DIC に対してリコンビナント・トロンボモジュリン投与を行うかは敗血症診療における重要な課題であり，本ガイドラインの臨床疑問として取り上げた.

2. PICO

P（患者）：成人の敗血症性 DIC 患者.
I（介入）：リコンビナント・トロンボモジュリン製剤投与.
C（対照）：プラセボ投与あるいはリコンビナント・トロンボモジュリン非投与.

O（アウトカム）：死亡，出血性合併症発生，DIC 離脱.

3. エビデンスの要約

システマティックレビューの結果，PICO に合致したランダム化比較試験（RCT）が 3 件報告されており，これらを用いたメタ解析を実施した.

4. 益と害のバランス

本 CQ で推奨作成のために最終的に採用した重大なアウトカムは「死亡」と「出血性合併症」の 2 つである.

望ましい効果：リコンビナント・トロンボモジュリン製剤投与によって予期される有益な効果は死亡の減少である．採用試験の 1 つ（SCARLET 試験：2019）では薬剤投与時に DIC 基準を満たしたサブグループの結果を採用した．3 つの RCT から得られた死亡アウトカムの効果推定値とその 95％信頼区間（CI）は，1,000 人当たり 41 人少ない（3 人多い～78 人少ない）であり，投与による望ましい効果は「小」であると判断した.

望ましくない効果：採用した重大アウトカムの中で，予期される有害な効果は出血

性合併症の増加である．3つの RCT から得られた出血性合併症アウトカムの効果推定値とその CI は，1,000 人当たり 12 人多い（7 人少ない〜42 人多い）であり，投与による望ましくない効果はわずかであると判断した．

益と害のバランス：死亡と出血性合併症の効果推定値は，1,000 人当たり死亡 41 人減少に対して出血性合併症 12 人増加であり，相対的価値を無視しても 29 名の正味の利益が得られる．また，望ましい効果（死亡の減少）の相対的価値は，望ましくない効果（出血の増加）に比べて一般的に高く，これを考慮しても利益が害を上回っている可能性が高い．

5. アウトカム全般に関するエビデンスの確実性

本 CQ で採用した 2 つの重大なアウトカムの効果推定値の方向性は相反しているため，その中で一番低いアウトカムの確実性を全体としては採用した．したがって，アウトカム全体にわたるエビデンスの確実性は「低」である．

6. 価 値 観

敗血症患者に対するリコンビナント・トロンボモジュリン製剤投与において，死亡と出血性合併症に対する患者・家族からみた価値観に関して質の高いエビデンスはない．一般的に，出血に対して死亡の相対的重要性は高く，そのばらつきは少ないことが予想される．

7. 容 認 性

リコンビナント・トロンボモジュリン製剤投与に伴うコストは 6 日間投与の場合約 236,400 円である．その薬価は高価では

あるが死亡を回避するという患者・家族が最も重視する利益と，費用，害のバランスを考えると，おそらく許容できるだろう．

8. 実行可能性

リコンビナント・トロンボモジュリン製剤の投与は，本邦の多くの医療機関において実行可能である．

9. 推奨グレーディング決定の工程

修正 Delphi 法を用いた投票によって，中央値 7，見解不一致指数 0.164 の結果となり，委員会で採択された（7 点以上：75%）．

10. 関連する他の診療ガイドラインにおける推奨

本邦の「感染症に伴う DIC 治療のエキスパートコンセンサス」では推奨度 B1（その推奨の効果に関する根拠が中等度である）で投与を推奨されている．また SSCG 2016，J-SSCG 2016 においては，2016 年の時点で SCARLET 試験が進行中であったことから，ともに推奨を保留していた．

11. 実施に関わる検討事項

敗血症患者における出血性合併症の頻度とそれによるリスクは，腎障害などの合併症や病態，手術など侵襲的治療の有無によって大きく異なる．特に，出血リスクの高いと判断される症例に対する使用方法は注意を要する．

●文 献●

1) van de Wouwer M, et al. Arterioscler Thromb Vasc Biol 2004；24：1374-83

DIC 診断と治療

CQ15-6 敗血症性 DIC にタンパク分解酵素阻害薬の投与を行うか？

> ## Answer
> 敗血症性 DIC 患者に対して，タンパク分解酵素阻害薬投与を標準治療としては行わないことを弱く推奨する（GRADE 2D：エビデンスの確実性＝「非常に低」）．

1. 背景および本 CQ の重要度

　敗血症に起因する DIC は，頻度と致命率の高さから最重要臨床課題と考えられる．タンパク分解酵素阻害薬は DIC における過剰な凝固活性とともに線溶機能を抑制するため，他の抗凝固薬と比較して出血性合併症のリスクが少ないとされる．本邦の臨床現場では，敗血症を含む様々な基礎疾患に起因する DIC に対して使用されており，現在でも抗凝固療法の重要な選択肢の 1 つであるが，現在のところ臨床転帰の改善効果に関しては評価が定まっていない．このような背景から，敗血症性 DIC に対してタンパク分解酵素阻害薬の投与を行うかは敗血症診療において重要であり，本ガイドラインの臨床疑問の 1 つとして取り上げた．

2. PICO

P（患者）：成人の敗血症性 DIC 患者．
I（介入）：タンパク分解酵素阻害薬投与．
C（対照）：プラセボ投与あるいはタンパク分解酵素阻害薬非投与．

O（アウトカム）：死亡，出血性合併症発生，DIC 離脱．

3. エビデンスの要約

　システマティックレビューの結果，PICO に合致したランダム化比較試験（RCT）が 2 件[1,2]報告されており，これらを用いたメタ解析を実施した．

4. 益と害のバランス

　本 CQ で推奨作成のために最終的に採用した重大なアウトカムは「死亡」と「出血性合併症」の 2 つである．

　望ましい効果：予期される有益な効果は死亡アウトカムの減少である．2 つの RCT から得られた死亡アウトカムの効果推定値とその 95% 信頼区間（CI）は，1,000 人当たり 39 人少ない（181 人少ない〜217 人多い）であり，CI の上限と下限で大きく効果の方向性が異なる．したがって，タンパク分解酵素阻害薬による望ましい効果はわずかであると判断した．

　望ましくない効果：重大アウトカムの中で，予期される有害な効果は出血性合併症

アウトカムの増加である．1つの RCT から得られた出血性合併症アウトカムの効果推定値とその CI は，1,000 人当たり 161 人少ない（223 人少ない〜120 人多い）であり，CI の上限と下限で大きく効果の方向性が異なる．したがって，タンパク分解酵素阻害薬投与による望ましくない効果もまた，わずかであると判断した．

益と害のバランス：死亡と出血性合併症の効果推定値は，1,000 人当たり死亡 39 人の減少に対して出血性合併症は 161 人の減少で，相対的価値を無視しても 200 人の正味の利益が得られる．しかし，いずれのアウトカムに関しても研究数や症例数が少ないため不確実性が非常に強く，CI の上限と下限で大きく効果の方向性が異なる．したがって，益と害のバランスに関して，介入と比較対照のいずれも優位とはいえない．

5. アウトカム全般に関する エビデンスの確実性

本 CQ で採用した 2 つの重大なアウトカムの効果推定値の方向性は一致していたため，その中で一番高いアウトカムの確実性を全体としては採用した．したがって，アウトカム全体にわたるエビデンスの確実性は「非常に低」である．

6. 価 値 観

敗血症患者に対するタンパク分解酵素阻害薬投与において，死亡と出血性合併症の患者・家族からみた価値観に関しては質の高いエビデンスはない．一般的に，出血に対して死亡の相対的重要性は高く，そのばらつきは少ないことが予想される．

7. 容 認 性

タンパク分解酵素阻害薬投与に伴う医療者の仕事量の増加はわずかである．タンパク分解酵素阻害薬投与に伴うコストは 5 日間投与で約 16,500 円である．その薬価を考慮すると，おそらく許容できるだろう．

8. 実行可能性

タンパク分解酵素阻害薬の投与は本邦の多くの医療機関において実行可能である．

9. 推奨グレーディング決定の 工程

修正 Delphi 法を用いた投票で，中央値 8，見解不一致指数 0.164 となり，委員会で採択された（7 点以上：91.7％）．

10. 関連する他の診療ガイド ラインにおける推奨

本邦の「感染症に伴う DIC 治療のエキスパートコンセンサス」では推奨度 B2（十分な根拠はないが，有害作用が少なく日常臨床で行われている）で投与を推奨されている．SSCG 2016 では敗血症に対する推奨に関して記載はない．J-SSCG 2016 においては，標準治療としては投与しないことを弱く推奨していた．

11. 実施に関わる検討事項

敗血症患者における出血性合併症の頻度とそれによるリスクは病態や手術治療の有無によって大きく異なる．特に，出血リスクの高いと判断される症例に対する使用方法は注意を要する．

● 文 献 ●

1) Nishiyama T, et al, Crit Care Med 2000；28：1419-22
2) Hsu JT, et al, J Formos Med Assoc 2004；103：678-84

静脈血栓塞栓症対策

CQ16-1
敗血症における深部静脈血栓症の予防として機械的予防法（弾性ストッキング，間欠的空気圧迫法）を行うか？

Answer
敗血症患者において，深部静脈血栓症の予防として機械的予防法（弾性ストッキング，間欠的空気圧迫法）を行うことを弱く推奨する（エキスパートコンセンサス：エビデンス不十分）．

1. 背景および本 CQ の重要度

敗血症患者における静脈血栓症（venous thromboembolism：VTE）のリスクは，その他の ICU 患者より高いという報告がある[1]．VTE に関連した死亡も急性感染症で高いとも報告されているが，敗血症患者を対象とした各予防法の有効性，有害性についてエビデンスに基づいた見解は未だ得られていない．VTE 予防に機械的予防法（弾性ストッキング，間欠的空気圧迫法）を行うかどうかを敗血症患者に限定して解析することが本ガイドラインにおいて重要であると考える．

2. PICO

P（患者）：敗血症および敗血症性ショックの患者．
I（介入）：機械的予防法（弾性ストッキング，間欠的空気圧迫法）を行う．
C（対照）：非介入．
O（アウトカム）：DVT の発症，PE の発症．

3. エビデンスの要約

システマティックレビューを行ったが，PICO に合致するランダム化比較試験（RCT）は存在しなかった．対象患者を ICU の重症患者としたシステマティックレビューや外傷患者を対象とした RCT においては，機械的予防法の低分子量ヘパリン（LMWH）に対する非劣性を示した報告がある[2,3]．一方で，出血リスクのある重症患者を対象とした RCT や，重症患者を対象とした抗凝固療法との併用療法での RCT においては，間欠的空気圧迫法の有効性を認めなかったという報告もある[4,5]．

4. 益と害のバランス

望ましい効果：敗血症患者では VTE の発症リスクが高いことが報告されており，肺血栓塞栓症のような致死的合併症を機械的予防により防ぐことができる可能性がある．したがって，望ましい効果は「中」であると判断した．

望ましくない効果：機械的圧迫による

皮膚損傷や，糖尿病，閉塞性動脈硬化症を持つ患者では血流障害が発生し得ることを考慮して，望ましくない効果は小さいと判断した．

益と害のバランス：機械的圧迫法によるVTE予防の益が害を上回ると考えられる．

5. アウトカム全般に関するエビデンスの確実性

システマティックレビューを行ったが，PICO に合致する RCT は存在しなかった．

6. 価 値 観

VTE を予防することについて，患者・家族とも重要視すると考えられるが，期待される効果以上に合併症を恐れる患者・家族もいるかもしれない．

7. 容 認 性

間欠的空気圧迫法や弾性ストッキング着用にかかる医療従事者の仕事量は若干増加する．コストについては，弾性ストッキングは医療用として安価に入手可能だが，間欠的空気圧迫のための機器を対象患者すべてに導入することは高額となり，病院によっては困難が予想される．以上から容認性は「おそらく，はい」であると判断した．

8. 実行可能性

弾性ストッキングは医療用としてどこでも安価に入手可能であり，利用もできる．間欠的空気圧迫のための機器は多くの病院が所有しており，いずれも使用は簡便であるため実行可能性は高いと考えられるが，病院によってはすべての対象患者に導入することは困難かもしれない．

9. 推奨グレーディング決定の工程

修正 Delphi 法を用いた投票によって，中央値 7.5，見解不一致指数 0.164 となり，委員会で採択された（7 点以上：83.3%）．

10. 関連する他の診療ガイドラインにおける推奨

SSCG 2016 では，下腿の機械的圧迫法を抗凝固療法に併用することを "weak recommendation, low quality of evidence" として推奨している[6]．本邦では「肺血栓塞栓症および深部静脈血栓症の診断，治療，予防に関するガイドライン（2017 年改訂版）」[7]の中で，DVT を発症するリスク分類とそれに応じた予防法が述べられている．いずれも敗血症患者を対象としたエビデンスはなく，解釈には注意が必要である．

11. 実施に関わる検討事項

実施に際して，機械的圧迫による皮膚損傷や糖尿病，閉塞性動脈硬化症を持つ患者では血流障害に注意する必要がある．

● 文 献 ●

1) Kaplan D, et al, Chest 2015；148：1224-30
2) Limpus A, et al, Am J Crit Care 2006；15：402-10
3) Ginzburg E, et al, Br J Surg 2003；90：1338-44
4) Vignon P, et al, Intensive Care Med 2013；39：872-80
5) Arabi YM, et al, N Engl J Med 2019；380：1305-15
6) Rhodes A, et al, Crit Care Med 2017；45：486-552
7) 伊藤正明，他，（10 学会合同研究班），日本静脈学会 HP，2018

静脈血栓塞栓症対策

CQ16- 2
敗血症における深部静脈血栓症の予防として抗凝固療法（未分画ヘパリン，低分子ヘパリン，ワルファリン，NOAC/DOAC）を行うか？

Answer
敗血症患者において，深部静脈血栓症の予防として抗凝固療法を行うことを弱く推奨する（エキスパートコンセンサス：エビデンス不十分）．

1. 背景および本CQの重要度

CQ16-1 の背景と同様に，VTE 予防に抗凝固療法を行うかどうか，敗血症患者に限定して解析することが本ガイドラインにおいて重要であると考える．

2. PICO

P（患者）：敗血症および敗血症性ショックの患者．

I（介入）：抗凝固療法（未分画ヘパリン，低分子ヘパリン，ワルファリン，NOAC/DOAC）を行う．

C（対照）：非介入．

O（アウトカム）：DVT の発症，PE の発症．

3. エビデンスの要約

システマティックレビューを行ったが，PICO に合致するランダム化比較試験（RCT）は存在しなかった．対象患者を ICU の重症患者とした RCT やメタ解析では，低分子量ヘパリン（LMWH），未分画ヘパリン（UFH），または Fondaparinux による VTE 予防で，VTE の発生率が約 40〜60％減少したことが報告されている[1,2]．しかし，対象疾患，病態によって VTE の発生率が約 22〜80％と大きく異なっており[3]，結果を敗血症まで一般化するかどうかは慎重な解釈が必要である．

4. 益と害のバランス

望ましい効果：敗血症患者では VTE の発症リスクが高く，肺血栓塞栓症のような致死的合併症を，抗凝固療法により防ぐことができる可能性があり，望ましい効果は「中」であると判断した．

望ましくない効果：抗凝固療法による出血リスクやヘパリンの使用においては heparin-induced thrombocytopenia（HIT）発症のリスクがある．しかし，多くの報告例では有意な出血増加はなく，あっても重篤なものはわずかである．したがって，望ましくない効果は「小」であると判断した．

益と害のバランス：PICO に合致する RCT が存在しないため不明であるが，抗凝固療法による VTE 予防の益は害を上回ると判断した．

5. アウトカム全般に関する エビデンスの確実性

システマティックレビューを行ったが，PICO に合致する RCT は存在しなかった．

6. 価 値 観

VTE を予防することについて，患者・家族とも重要視すると考えられ，不確実性，ばらつきともないと考えるが，一部，期待される効果以上に合併症を恐れる患者・家族がいるかもしれない．

7. 容 認 性

抗凝固療法に用いる薬剤は一般臨床で用いる抗凝固薬で，多くの病院で採用されており，コストも比較的安価であるため，容認性は妥当なものと考える．しかし，一部には合併症への懸念から抗凝固薬の使用に否定的な意見を持つ医療従事者や患者・家族がいるかもしれない．

8. 実行可能性

抗凝固療法に用いる薬剤は一般臨床で用いる抗凝固薬で，多くの病院で採用され，投与方法，投与量もよく認知されており，実行可能性は高いと考える．

9. 推奨グレーディング決定の 工程

修正 Delphi 法を用いた投票によって，中央値7，見解不一致指数 0.164 の結果となり，委員会で採択された（7点以上：83.3%）．

10. 関連する他の診療ガイド ラインにおける推奨

SSCG 2016 では，禁忌事項がなければ低分子ヘパリンまたは未分画ヘパリンの予防投与を "strong recommendation, moderate quality of evidence" として強く推奨している．中でも低分子ヘパリンを "strong recommendation, moderate quality of evidence" として未分画ヘパリンよりも強く推奨している[4]．

本邦においては「肺血栓塞栓症および深部静脈血栓症の診断，治療，予防に関するガイドライン（2017 年改訂版）」[5]の中で，DVT を発症するリスク分類とそれに応じた予防法が述べられている．いずれも敗血症患者を対象としたエビデンスはなく，解釈には注意が必要である．

11. 実施に関わる検討事項

抗凝固療法による出血やヘパリンの使用においては heparin-induced thrombocytopenia（HIT）発症のリスクがあり，実施に際して注意を要する．

● 文 献 ●

1) Di Nisio M, et al, Drug Des Devel Ther 2013；7：973-80
2) Alhazzani W, et al, Crit Care Med 2013；41：2088-98
3) Attia J, et al, Arch Intern Med 2001；161：1268-79
4) Rhodes A, et al, Crit Care Med 2017；45：486-552
5) 伊藤正明，他，（10 学会合同研究班），日本静脈学会 HP，2018 https://js-phlebology.jp/wp/wp-content/uploads/2020/08/JCS2017.pdf （参照 2020-10-09）

静脈血栓塞栓症対策

CQ16-3 敗血症患者の VTE 予防はいつまで行うか？

Answer

敗血症患者において，静脈血栓塞栓症（venous thrombo-embolism：VTE）の予防（機械的予防法または抗凝固療法）は歩行が可能になるまで，あるいは退院するまで行うことを弱く推奨する（エキスパートコンセンサス：エビデンス不十分）．

1. 背景および本 CQ の重要度

米国集中治療学会の SSCG 2016[1]，J-SSCG 2016 でも機械的圧迫，抗凝固薬による VTE の予防が推奨されているが，敗血症患者に対する各予防法の実施期間についてエビデンスに基づいた見解は得られていない．VTE 予防として用いられる機械的予防法は圧迫部の血行障害を起こすリスクがあり，抗凝固療法は出血性合併症を起こすリスクがある．このことから，漫然とVTE 予防を行うべきではないが，敗血症患者に対する VTE 予防の至適期間は定まっておらず，臨床現場でも中止時期の判断は施設や担当医によって様々である．

以上より，敗血症患者に対して VTE 予防をいつまで行うかという本 CQ の重要度は高いと考える．

2. PICO

P（患者）：敗血症および敗血症性ショックの患者．

I（介入）：機械的予防法（弾性ストッキング，間欠的空気圧迫法）または抗凝固療法を離床まで，または入院期間中のみ行う．

C（対照）：機械的予防法（弾性ストッキング，間欠的空気圧迫法）または抗凝固療法を離床後，または退院後も行う．

O（アウトカム）：DVT の発症，PE の発症．

3. エビデンスの要約

システマティックレビューを行ったが，PICO に合致するランダム化比較試験（RCT）は存在しなかった．

4. 益と害のバランス

望ましい効果：離床が困難な時期には機械的予防法や抗凝固療法により VTE を予防し，離床が可能になった段階で中止することで，機械的予防法による圧迫部の血行障害や抗凝固療法による出血性合併症のリスクを最小限に留めることができると考えられる．したがって，望ましい効果は「中」であると判断した．

望ましくない効果：離床後や退院後にVTE を発症し，肺塞栓のような致死的合併症を発症する可能性があるため，望ましくない効果は「小」であると判断した．

益と害のバランス：PICO に合致する

小　児

小児敗血症に対する循環管理の目標血圧は？

Answer
適切な目標血圧は不明であり，年齢や臓器循環などを考慮して設定する．健康小児の平均血圧の中央値「55＋年齢×1.5 mmHg」と 5 パーセンタイル値「40＋年齢×1.5 mmHg」が参考になる（BQ に対する情報提示）．

1. 背景および本 CQ の重要度

　敗血症診療において，その治療効果，あるいは治療方針変更などの意思決定を行う際に血圧（低血圧）を評価指標の 1 つとすることは一般的である．小児の敗血症診療においても「低血圧」が組織灌流低下の 1 つのサインとして明示されている[1]．しかし，至適血圧は年齢，体重などに大きく依存し，さらに，全身状態や臓器障害，それに対して必要な組織灌流圧などを加味する必要があり，一様に論じることは難しい．その一方で基準となる値についてその背景を理解し，その基となるエビデンスを整理しておくことは有意義であり，CQ として取り上げた．

2. 解　説

　必要な臓器循環を維持することを念頭に，平均血圧に基づいて個別的に目標設定することが望ましいが，現時点において収縮期血圧に基づく管理との優劣は明らかでない．数値目標に関しては参照できる文献が存在せず，本ガイドラインの作成にあたった専門家の間でも，意見の一致を見なかった．参考として海外の健康小児の血圧の正常範囲に関する大規模な調査報告がある[2]．収縮期血圧，拡張期血圧のみならず平均血圧についても年齢を考慮した指標が記載されており，管理目標値や許容下限値を設定する際に参考にできる．ただし，個々の病態やそれに応じた必要な臓器循環などを評価しながら，管理目標となる血圧を個別に設定する必要があることを付け加える．

● 文　献 ●

1) Davis AL, et al. Crit Care Med 2017；
   45：1061-93
2) Haque IU, et al. Pediatr Crit Care Med
   2007；8：138-44

小 児

CQ18-5 小児敗血症における輸液に対する反応の評価方法は？

Answer
輸液に対する反応の評価には，臨床所見〔脈拍数，血圧，末梢・中枢の温度較差や脈の触知，毛細血管再充満時間（capillary refill time：CRT）〕や検査値（乳酸クリアランスや心エコー所見など）が参考になる（BQ に対する情報提示）．

1. 背景および本 CQ の重要度

小児敗血症の初期診療において，前負荷の適正化は循環動態を安定化する過程の基礎である[1]．しかし，前負荷が適正かどうかを評価することは容易ではなく，その一方で，輸液過剰は臓器機能の回復を妨げる可能性も指摘されている[2]．したがって，輸液による循環動態の改善を事前に予測したり，事後に評価したりするのに臨床上有用な指標を整理することは，重要と考える．

2. 解 説

輸液蘇生に対する反応性の評価法には，① 輸液を実施したら心拍出量が増加するかを事前に予測するための指標，② 輸液により心拍出量が増加したかを事後に評価するための指標，の 2 つがある．

小児領域において，十分な信頼に足る予測指標 ① は現在までのところ存在しない[3]．Gan ら[3]は，様々な背景の重症小児を対象としたシステマティックレビュー（SR）において，信頼できる静的指標はなく，動的指標の中でもドップラー心エコーにより計測される respiratory variation in aortic blood flow peak velocity（ΔV_{peak}）を唯一信頼できるとした．しかし，Desgranges ら[4]は，ICU と手術室の小児を対象としたより最近の SR においてその知見を確認しながらも，カットオフ値は 7～20％とばらついており，臨床判断への利用は時期尚早とした．なお，stroke volume variation（SVV）や pulse pressure variation（PPV），下大静脈径のエコー評価は，小児を対象とした複数の研究において信頼性が確認されておらず[3]，passive leg raising（PLR）は有用性を示唆されながらも報告は未だ 1 件に留まる[5]．

一方，② に関しては，初期輸液蘇生では 10～20 mL/kg の細胞外液輸液をボーラス投与するたびに，その効果を複数の指標を組み合わせて再評価する頻脈や低血圧の是正，脈の触知の改善，末梢・中枢の温度較差の縮小といった臨床所見は，1 回拍出量や心拍出量の増加を示唆する．また，臓器低灌流に起因した意識障害や乏尿が改善するかも観察する[1]．

CRT は通常 2 秒を超えると皮膚灌流の低下が示唆され，末梢循環不全の可能性が疑われる[6,7]．CRT は非侵襲的であり，反復

して経時的に評価が可能な指標として汎用されている[1]. PICU 入室中の小児において，CRT≦2秒が S_{CvO_2}≧70％と相関することや[8]，CRT≧3秒と死亡が関連することも示唆されている[9]. 一方で，CRT は患者年齢や測定部位，圧迫時間，気温，皮膚温といった因子に影響されるため[6]，ストップウォッチを利用するなど評価方法を一定にするよう留意する[7]. また，評価者間一致性が低いことや[6]，侵襲的な循環動態指標との相関が低いとする指摘もあり[10,11]，CRT 単独で循環動態を評価することは避ける.

　乳酸値の上昇は主として組織低酸素を反映し，Sepsis-3 では成人の敗血症性ショックの定義にも採用された[12]. 小児領域でも複数の観察研究において，診断時の高乳酸血症と死亡率の上昇との関連や[13-15]，循環介入で乳酸値が低下しないことと死亡との関連[16]，乳酸値の正常化と臓器機能の回復との関連[17]が報告されている. 一方，臨床所見から診断された小児敗血症性ショック症例では，必ずしも高乳酸血症を伴っていないことも指摘されている[1]. したがって，初診時から乳酸値が高い症例に限り，輸液によりその値が低下するかを評価指標として参照できると考えられるが，有効と判断できる乳酸クリアランスのカットオフ値は明らかでなく，他の指標と組み合わせて判断する必要がある.

　心エコーはベッドサイドで非侵襲的に前負荷や収縮性を反復評価でき，先天性心疾患や肺高血圧症・右心不全の合併の有無も確認できる[1]. 輸液により適切な左室拡張末期容量が確保されたかを評価するとともに，房室弁逆流をきたすほどの輸液は過負荷と判断する根拠となる. Ranjit ら[18]は，標準的な小児敗血症性ショックの管理に加えて，診断後6時間以内に心エコーを実施し，多くの患者で輸液や循環作動薬の調整が可能であったと報告している. しかし，心エコーを管理に加えることで予後が改善するかは依然として不明である.

　最後に，小児領域でも輸液過剰のもたらす害が多数報告されている. Alobaidi ら[2]は，重症小児を対象とした SR において，輸液過剰が死亡率上昇や人工呼吸管理の長期化，急性腎傷害の増加と関連することを示した. 初期輸液蘇生中に，努力呼吸の増悪や湿性ラ音，肝腫大，ギャロップ音が出現した際には速やかに輸液投与を中断し[1]，再評価することが重要である.

● 文 献 ●

1) Davis AL, et al, Crit Care Med 2017；45：1061-93
2) Alobaidi R, et al, JAMA Pediatr 2018；172：257-68
3) Gan H, et al, Anesth Analg 2013；117：1380-92
4) Desgranges FP, et al, Paediatr Anaesth 2016；26：37-47
5) Lukito V, et al, Pediatr Crit Care Med 2012；13：e155-60
6) Pickard A, et al, Anesth Analg 2011；113：120-3
7) Fleming S, et al, Arch Dis Child 2015；100：239-49
8) Raimer PL, et al, J Pediatr 2011；158：968-72
9) Fleming S, et al, PLoS One 2015；10：e0138155
10) Tibby SM, et al, Arch Dis Child 1999；80：163-6
11) Lobos A, et al, Pediatr Crit Care Med 2012；13：136-40
12) Singer M, et al, JAMA 2016；315：801-10
13) Hatherill M, et al, Intensive Care Med 2003；29：286-91
14) Scott HF, et al, JAMA Pediatr 2017；171：249-55
15) Scott HF, et al, Acad Emerg Med 2012；19：1276-80
16) Kim YA, et al, Intensive Care Med 2013；39：1818-23
17) Scott HF, et al, J Pediatr 2016；170：149-155
18) Ranjit S, et al, Pediatr Crit Care Med 2014；15：e17-26

小　児

小児敗血症に対する初期輸液の速度や量は？

Answer

心不全を合併していない小児敗血症の初期輸液として，輸液に対する反応を評価しながら10〜20 mL/kg ずつボーラス投与を反復する方法がある．一方，輸液過剰を示唆する臨床所見の出現や輸液に対する反応の鈍化があれば，輸液蘇生中断の参考になる．輸液速度や輸液量の上限についての質の高いエビデンスはない（BQ に対する情報提示）．

1．背景および本 CQ の重要度

敗血症診療における適切な初期輸液は重要である．小児敗血症性ショックに対する初期治療アルゴリズムにおいては，敗血症性ショックの早期認識と急速輸液の開始が強調されている[1]．しかし，輸液過剰への警鐘もあり，適切な初期輸液に関する本 CQ は小児敗血症診療の質を高めるために重要な課題であると考えられる．

2．解　説

小児敗血症性ショック初期治療アルゴリズムおよび ACCM-PALS アルゴリズム[1]では，敗血症性ショックを疑った際には 20 mL/kg の等張晶質液を 5〜10 分かけてボーラス投与し，ショックの徴候が持続すれば必要に応じて最初の 1 時間に計 40〜60 mL/kg まで反復してもよいと示されている．また，ACCM-PALS アルゴリズム[2-4]や

その他の急速輸液を含む初期治療アルゴリズム[5-10]に従った治療により，生命予後が改善したとする報告や，病院滞在日数が短縮したとする報告がある．

しかし，敗血症性ショック患者が含まれる循環不全を合併した重症小児熱性疾患に対する初期輸液蘇生の効果を検討した多施設非盲検 RCT（FEAST trial）では，急速輸液なし群と比較して急速輸液群で死亡率が高かった[11]．本邦とは異なる人工呼吸を含む集中治療管理が不可能な診療環境での検討であるが，敗血症診療における輸液過剰の危険を認識する必要性を示唆している．また，小児敗血症性ショック患者に対して，20 mL/kg の輸液負荷を 15〜20 分毎に行う群と 5〜10 分毎に行う群の RCT では，5〜10 分毎に行う群で気管挿管，人工呼吸管理となる割合が増加したとの報告があり[12]，輸液負荷の 1 回投与量としての 20 mL/kg が輸液過剰を招く可能性も検討さ

れている[13].

　これらの知見を考慮に入れると，本邦の集中治療管理が可能な医療環境においては急速輸液による初期蘇生は依然として小児敗血症診療の基本であるものの，従来の20 mL/kg 単位よりもやや控えめな等張晶質液 10〜20 mL/kg 単位でのボーラス投与が妥当であろう．そして，ボーラス投与中や投与後にもその都度，輸液過剰や輸液に対する反応の鈍化を評価することが重要である．

　輸液過剰の可能性を示唆する湿性ラ音，呼吸窮迫，肝腫大などを認めれば，輸液蘇生中断の参考になる．また，輸液に対する反応は，末梢/中枢の温度較差の縮小など末梢循環の改善，血圧上昇，心拍数低下，尿量増加，意識状態改善などで評価できるが（CQ18-5 を参照），ボーラス輸液を断続的に繰り返す中でその反応が乏しくなれば，輸液蘇生の中断や輸液投与の減速を考慮する[1]．なお，輸液速度や輸液量の上限についての質の高いエビデンスはない．

● 文　献 ●

1) Davis AL, et al, Crit Care Med 2017；45：1061-93
2) Han YY, et al, Pediatrics 2003；112：793-9
3) Oliveira C, et al, Pediatr Emerg Care 2008；24：810-5
4) Carcillo JA, et al, Pediatrics 2009；124：500-8
5) Booy R, et al, Arch Dis Child 2001；85：386-90
6) Cruz AT, et al, Pediatrics 2011；127：e758-66
7) Paul R, et al, Pediatrics 2012；130：e273-80
8) van Paridon BM, et al, Crit Care 2015；19：293
9) Lane RD, et al, Pediatrics 2016；138：e1-9
10) Evans IVR, et al, JAMA 2018；320：358-67
11) Maitland K, et al, N Engl J Med 2011；364：2483-95
12) Sankar J, et al, Pediatr Crit Care Med 2017；18：e435-45
13) Inwald DP, et al, Arch Dis Child 2019；104：426-31

小 児

CQ18-7 小児敗血症性ショックに対して，第1選択の循環作動薬としてドパミンを使用するか？

Answer

小児敗血症性ショックに対して，第1選択の循環作動薬としてドパミンを使用せず，循環動態に応じてアドレナリンかノルアドレナリンを選択することを弱く推奨する（アドレナリンに対してはGRADE 2D：エビデンスの確実性＝「非常に低」，ノルアドレナリンに対してはエキスパートコンセンサス：エビデンス不十分）．

1. 背景および本CQの重要度

J-SSCG 2016では，小児の敗血症性ショック患者に対する第1選択の循環作動薬としてアドレナリンが提示されているが，本邦の臨床現場では依然ドパミンが多く使用されていると推測されるため[1]，本CQは重要と考える．

2. PICO

P（患者）：Goldstein定義での敗血症性ショック小児．

I（介入）：初期循環管理におけるあらゆる投与量，投与期間のドパミン投与．

C（対照）：初期循環管理におけるあらゆる投与量，投与期間のアドレナリン投与またはノルアドレナリン投与．

O（アウトカム）：全原因死亡，ショック離脱期間，ICU滞在日数，あらゆる重篤な副作用（院内感染症など）．

3. エビデンスの要約

システマティックレビューの結果，PICOに合致したランダム化比較試験（RCT）が2件施行され[2,3]，いずれもアドレナリンが比較対照に設定されていた．

4. 益と害のバランス

1 対アドレナリン

望ましい効果：ICU滞在日数に対する効果推定値は，平均差（MD）1.00日短い（95% CI：3.95日短い～1.95日長い）（1 RCT：n＝60）である[3]．

望ましくない効果：28日死亡に関する効果推定値は，リスク差（RD）1,000人当たり136人多い（95% CI：61人少ない～590人多い）（2RCT：n＝180）[2,3]，1時間以内のショック離脱に関する効果推定値はRD 1,000人当たり286人少ない（95% CI：368人少ない～58人少ない）（1RCT：n＝60）[3]，循環作動薬離脱日数に関する効果推定値はMD 4.8日短い（95% CI：8.44日短い～1.16日短い）（1RCT：n＝120）[2]，重篤な副作用（医療関連感染＋虚血）に関する効果推定値はRD 1,000人当たり126人多い（95% CI：50人少ない～764人多い）（2RCT：n＝180）[2,3]である．

益と害のバランス：ドパミンの望ましい効果はわずかで，望ましくない効果は中のため，アドレナリンが優位と判断した．

2 対ノルアドレナリン

望ましい効果：RCT がなく不明である．しかし，末梢血管拡張性ショックを呈する患者に，α作用が主体となるノルアドレナリンの選択は薬理学的に合理的である．

望ましくない効果：RCT がなく不明であるが，プロラクチン分泌抑制を介した免疫抑制による医療関連感染症のリスクはドパミンにだけ存在する可能性は否定できない．

益と害のバランス：末梢血管拡張性ショック患者では，ドパミンの望ましい効果はわずかで，望ましくない効果は小さく，ノルアドレナリンがおそらく優位と判断した．

5. アウトカム全般に関するエビデンスの確実性

1 対アドレナリン

各アウトカムの効果推定値の方向性は一定ではなく，深刻か非常に深刻な不精確さを内包し，かつ採用された研究における両薬剤の力価が相当していないことが懸念される．よって，アウトカム全体にわたるエビデンスの確実性は「非常に低」とした．

2 対ノルアドレナリン

設定した PICO に合致するような，第1選択薬としてドパミンとノルアドレナリンを比較した RCT は存在しなかった．なお，アドレナリンとノルアドレナリンを比較した RCT も存在しなかった．

6. 価 値 観

各アウトカムに置く患者・家族の価値観に関するデータはない．一般的に，死亡アウトカムに対して置く相対的価値は高く，そのばらつきは少ないことが予想される．

7. 容 認 性

ドパミンの薬価は非常に低く，患者・個人の視点からは許容できると考えられる．また，薬剤の準備や使用の労力に差はないと考えられる．

8. 実行可能性

介入は多くの医療施設において実行可能である．

9. 推奨グレーディング決定の工程

修正 Delphi 法を用いた投票によって，中央値 7，見解不一致指数 0.164 となり，委員会で採択された（7点以上：87.5%）．

10. 関連する他の診療ガイドラインにおける推奨

J-SSCG 2016 では「小児の敗血症性ショック患者に対する昇圧薬は，アドレナリンを第1選択とする」と記されている．Surviving Sepsis Campaign Children's Guidelines（SSCG in children 2020）ではドパミンよりもアドレナリン，ノルアドレナリンを使用することが提案されている[4]．

11. 実施に関わる検討事項

末梢血管拡張性ショックを呈する場合にはノルアドレナリンの選択も考慮される．本CQで採用された2つのRCTにおいて，ドパミンとアドレナリンの用量調整プロトコルは同一ではないことに留意する．また，本推奨は，アドレナリンやノルアドレナリンが使用できない状況などにおいて，ドパミンの使用を否定するものではない．

● 文 献 ●

1) 横川真里，他，日集中医誌 2018；25：115-20
2) Ventura AMC, et al, Crit Care Med 2015；43：2292-302
3) Ramaswamy KN, et al, Pediatr Crit Care Med 2016；17：e502-12
4) Weiss SL, et al, Intensive Care Med 2020；46：10-67

小 児

CQ18-8 小児敗血症性ショックに対して，循環作動薬としてバソプレシンを使用するか？（保険適用外使用）

Answer
小児敗血症性ショックに対して，循環作動薬としてバソプレシンを使用しないことを弱く推奨する（GRADE 2D：エビデンスの確実性＝「非常に低」）．

1. 背景および本CQの重要度

バソプレシンは他のカテコラミンと異なるメカニズムによる昇圧作用によって，小児敗血症性ショック患者の循環動態を改善しECMOを回避できる可能性がある．一方で，虚血や生命予後の悪化などの害がある可能性もあり，その利益と害のバランスは明らかではない．よって，本ガイドラインに取り上げるべき重要臨床課題であると考える．

2. PICO

P（患者）：Goldstein 定義での敗血症性ショックまたは血管拡張性ショック小児患者．

I（介入）：あらゆる投与量，投与期間のバソプレシン投与．

C（対照）：あらゆる投与量，投与期間のノルアドレナリン投与またはプラセボ投与．

O（アウトカム）：全原因死亡，ショック離脱期間，ICU滞在日数，あらゆる重篤な副作用（虚血・壊死など）．

3. エビデンスの要約

システマティックレビューの結果，PICOに合致したランダム化比較試験（RCT）が2件施行されており[1,2]，これらを用いたメタ解析を実施した．

4. 益と害のバランス

望ましい効果：本CQでは2つのRCTが採用されたが，介入として1つはバソプレシン[1]，もう1つはその誘導体であるテルリプレシンが使用され[2]，比較対照はそれぞれプラセボと通常治療であった．ICU滞在日数に関する効果推定値は平均差（MD）3.64日短い（95% CI：9.82日短い〜2.53日長い）（2RCT：n＝123）である．

望ましくない効果：死亡アウトカムに関する効果推定値はリスク差（RD）1,000人当たり60人多い（95% CI：130人少ない〜250人多い）（2RCT：n＝123）[1,2]，循環作動薬離脱までの時間に関する効果推定値はMD 2.60時間長い（95% CI：49.95時間短い〜55.15時間長い）（1RCT：n＝65）[1]，重

い〜1,000 人多い）であるが，小規模な1件のRCTのみのデータであることから，介入による望ましくない効果は中等度とした[1]．

益と害のバランス：効果のバランスは比較対照がおそらく優位である．

5. アウトカム全般に関するエビデンスの確実性

今回採用されたすべてのアウトカムのうち，効果推定値を得られたアウトカムは1件のみであり，そのバイアスのリスクは深刻と判断した．また，検討されたアウトカムにおける不精確さも非常に深刻であり，そのアウトカムのエビデンスの確実性は「非常に低」とし，アウトカム全体にわたるエビデンスの確実性は「非常に低」とした．

6. 価 値 観

主要アウトカムに対する患者・家族の価値観についてのデータはないが，一般的に，救命の可否に対して置かれる相対的価値は高く，そのばらつきは少ないことが予想される．

7. 容 認 性

すべての医療施設で，各年齢層に応じたサイズのデバイス一式（血液透析カテーテルなど）を常備することは現実的ではない．また，体格の小さな小児患者への血液浄化療法の実施にあたり看護師や臨床工学技士の労力は多大であることから，相当の効果が期待できない限り，本介入は容認し難い．

8. 実行可能性

体格の小さな小児患者への血液透析用カテーテルの挿入や体外補助循環を稼働させることは，習熟した技術とかなりの経験を要するため，実行可能性について多様性が生じると考えられる．

9. 推奨グレーディング決定の工程

修正Delphi法を用いた投票によって，中央値7，見解不一致指数0.164の結果となり，委員会で採択された（7点以上：91.7%）．

10. 関連する他の診療ガイドラインにおける推奨

J-SSCG 2016 では，小児敗血症性ショック治療目的の血液浄化療法に対して，「現時点では十分なエビデンスがなく推奨の提示はできない（エキスパートコンセンサス／エビデンスなし）」としている．また，SSCG in children 2020 では，血液浄化療法に関して以下を含む4つの記載がある[2]．

「血小板減少を伴わない敗血症性ショックやその他の敗血症関連臓器機能障害の小児患者において，血漿交換を行わないことを提案する（弱い推奨，非常に低い質のエビデンス）．」

「血小板減少を伴う敗血症性ショックやその他の敗血症関連臓器機能障害の小児患者において，血漿交換を行うことに関して賛成も反対も表明できない．」

11. 実施に関わる検討事項

推奨文のコメントを参照されたい．

●　文　献　●

1) Long EJ, et al, Crit Care Resusc 2013；15：198-204
2) Weiss SL, et al, Intensive Care Med 2020；46：10-67

小　児

小児敗血症に対して，免疫グロブリン（IVIG）投与を行うか？

Answer
小児敗血症に対して，免疫グロブリン（IVIG）投与を行わないことを弱く推奨する（エキスパートコンセンサス：エビデンス不十分）．

1．背景および本CQの重要度

本邦では重症感染症に対するIVIG投与が健康保険適用となっており，臨床予後の改善効果が不明なまま，広く投与されている．一方，海外では免疫修飾（immunomodulation）を目的とした，より大量の投与が試みられているが，その効果は研究によって一貫性がなく，新生児を除く小児領域での質の高いランダム化比較試験（RCT）も不足している[1-4]．成人領域ではIVIGを投与しないことが弱く推奨されているが，小児領域ではIVIG投与の有効性・有害性の評価は定まっていない．小児敗血症患者の致死率は高く，治療成績を向上させる介入方法の確立は重要であり，本CQの優先度は高いといえる．

2．PICO

P（患者）：Goldstein定義での敗血症性ショック，重症敗血症，または感染症による臓器障害をきたした小児患者（新生児領域，先天性免疫不全・低ガンマグロブリン血症を除く）．

I（介入）：すべてのIVIG投与．

C（対照）：IVIG非投与，プラセボ群．

O（アウトカム）：死亡，ショック離脱期間，人工呼吸期間，ICU滞在日数，副作用．

3．エビデンスの要約

システマティックレビューの結果，PICOに合致したRCTが1件抽出されたが[5]，非常に小規模でバイアスの強い論文であるため，そのエビデンスだけを利用した推奨作成を回避することが，委員会において全会一致で同意された．

4．益と害のバランス

望ましい効果：成人領域ではIVIGの効果は否定的であり（CQ5-1を参照），かつ本ガイドラインの対象外とはいえ，NICU領域で早産児を主体に実施された質の高い大規模多施設RCT（INIS trial）[4]やそれを含むメタ解析において[1,6]，重症感染症に対するIVIGの治療効果が明確に否定されたことを考慮すると，小児領域においてもIVIGに望ましい効果はわずかであると推定される．

望ましくない効果：IVIGの重篤な副作用として重大なものは少なく頻度も低いため，望ましくない効果はわずかと考えられる．

益と害のバランス：望ましい効果も望ましくない効果もわずかであり，介入も比較対照もいずれも優位でないと考えられる．

5. アウトカム全般に関するエビデンスの確実性

本 CQ においては 1 件の RCT が検索されたが[5]，小規模でバイアスの非常に強い論文であるため，EtD table の作成にあたって採用された RCT は存在しない．

6. 価 値 観

一般的に死亡アウトカムに対する相対的価値は高く，そのばらつきは少ないことが予想されるが，血漿分画製剤であるため，宗教的信条などを優先させて投与を望まない患者や家族もいる可能性がある．

7. 容 認 性

免疫グロブリン製剤 5 g で約 40,000 円と高価である．一方，薬剤投与に特別な手技を必要とせず，医療者の仕事量の増加は著しくない．効果のバランスを勘案すると，医療経済の観点より本介入はおそらく容認されない．

8. 実行可能性

IVIG は入手困難な薬剤ではなく，ほとんどの施設で投与可能である．

9. 推奨グレーディング決定の工程

修正 Delphi 法を用いた投票によって，中央値 7，見解不一致指数 0.164 の結果とな

り，委員会で採択された（7 点以上：100％）．

10. 関連する他の診療ガイドラインにおける推奨

J-SCCG 2016 においては，「小児敗血症に対して免疫グロブリン療法を行うか？」という CQ に対して，「小児敗血症に対して，標準治療としては免疫グロブリン療法を行わないことを推奨する（エキスパートコンセンサス/エビデンスなし）」と記載している．

SSCG in children 2020 においても，「敗血症性ショックまたは敗血症関連臓器機能障害の小児患者に対してルーチンで IVIG を投与しないことを提案する（弱い推奨，低いエビデンスの質）」としている[7]．

11. 実施に関わる検討事項

感染症全例に対して IVIG を標準的治療として行うことは推奨されない．

● 文 献 ●

1) Alejandria MM, et al, Cochrane Database Syst Rev 2013；2013：CD001090
2) Busani SM, et al, Minerva Anestesiol 2016；82：559-72
3) Aubron C, et al, Curr Opin Crit Care 2019；25：417-22
4) INIS Collaborative Group, et al, N Engl J Med 2011；365：1201-11
5) El-Nawawy A, et al, J Trop Pediatr 2005；51：271-8
6) Ohlsson A, et al, Cochrane Database Syst Rev 2020；1：CD001239
7) Weiss SL, et al, Intensive Care Med 2020；46：10-67

小 児

CQ18-13 小児敗血症に対して，厳密な血糖管理を行うか？

Answer
小児敗血症に対して，厳密な血糖管理を行わないことを弱く推奨する（GRADE 2C：エビデンスの確実性＝「低」）．

1. 背景および本 CQ の重要度

　高血糖の発生は，成人と同様に小児においても，免疫能に影響を与え感染症を増悪させ，高い死亡率や病院滞在日数の長さとの関連など予後を悪化させる可能性があり[1-4]，敗血症患者における血糖管理は重要な治療法の 1 つと考えられている．インスリンを使用した血糖管理の重要な害として低血糖がある．このため，小児敗血症患者に対する厳密な血糖管理の是非に関して，本ガイドラインに取り上げるべき重要臨床課題であると考える．

2. PICO

P（患者）：集中治療管理中の小児患者．
I（介入）：厳密な血糖管理．
C（対照）：通常の血糖管理．
O（アウトカム）：全原因死亡，ICU 滞在日数，人工呼吸期間，低血糖の発生頻度．

3. エビデンスの要約

　システマティックレビューの結果，PICO に合致したランダム化比較試験（RCT）が 5 件施行されており[5-9]，これらを用いたメタ解析を実施した．

4. 益と害のバランス

　望ましい効果：全原因死亡（5RCT：n＝3,923）というアウトカムに関して，効果推定値はリスク差（RD）1,000 人当たり 1 人少ない（95％ CI：14 人少ない～17 人多い）であり[5-9]，ICU 滞在日数（3RCT：n＝3,049）は平均差（MD）0.50 日短い（95％ CI：0.52 日短い～0.48 日短い）[5,7,8]であり，人工呼吸期間（3RCT：n＝3,049）は MD 0.30 日短い（95％ CI：0.32 日短い～0.27 日短い）であった．介入による望ましい効果はわずかであると考えられた．

　望ましくない効果：低血糖発生頻度（5RCT：n＝3,933）は，効果推定値は RD 1,000 人当たり 105 人多い（95％ CI：66 人多い～166 人多い）であった[5-9]．したがって，介入による望ましくない効果は大きいと考えられた．

　益と害のバランス：効果のバランスとしては比較対照がおそらく優位である．

5. アウトカム全般に関するエビデンスの確実性

　各アウトカムの効果の方向性は異なっているため，アウトカム全般にわたる全体的

なエビデンスの確実性は「低」である.

6. 価 値 観

　主要アウトカムに対する患者・家族の価値観についてのデータはないが, 一般的に, 救命の可否に対して置かれる相対的価値は高く, そのばらつきは少ないことが予想される.

7. 容 認 性

　インスリンのコストは約300円/100単位であり, 患者・家族の個人の視点から許容できる. 一方, インスリンによる低血糖の合併症を回避するための労力(頻繁な血糖値の確認など)は確実に増加するため, 明らかな利益が認められない限り, 本介入はおそらく容認できない.

8. 実行可能性

　介入は多くの医療施設において実行可能である.

9. 推奨グレーディング決定の工程

　修正 Delphi 法を用いた投票によって, 中央値8, 見解不一致指数0.164の結果となり, 委員会で採択された(7点以上:100%).

10. 関連する他の診療ガイドラインにおける推奨

　J-SSCG 2016 では同 CQ を取り上げ,「小児敗血症において厳密な血糖管理を行わないことを推奨する(1B:効果の推定値に中程度の確信がある推奨)」としている. また, SSCG in children 2020 では, 血糖値を140 mg/dL 以下を目標値とするインスリン療法を行わないことを推奨している(強い推奨, 中程度のエビデンスの質)[10].

11. 実施に関わる検討事項

　厳密な血糖管理については行わないことを推奨したが, 浸透圧利尿をきたすとされる 180 mg/dL を超える高血糖が持続する場合におけるインスリン使用を制限するものではない.

● 文 献 ●

1) Branco RG, et al, Pediatr Crit Care Med 2005;6:470-2
2) Wintergerst KA, et al, Pediatrics 2006;118:173-9
3) Hirshberg E, et al, Pediatr Crit Care Med 2008;9:361-6
4) Yung M, et al, Pediatr Crit Care Med 2008;9:147-52
5) Vlasselaers D, et al, Lancet 2009;373:547-56
6) Jeschke MG, et al, Am J Respir Crit Care Med 2010;182:351-9
7) Agus MSD, et al, N Engl J Med 2012;367:1208-19
8) Macrae D, et al, N Engl J Med 2014;370:107-18
9) Agus MSD, et al, N Engl J Med 2017;376:729-41
10) Weiss SL, et al, Intensive Care Med 2020;46:10-67

神経集中治療

CQ19-1 意識障害，痙攣，麻痺などの症状から脳障害を疑う敗血症患者における鑑別疾患とその検査方法は？

Answer

脳障害の原因が複合していることも想定し，まず頭蓋内病変（脳卒中など）および潜在的原因（代謝異常など）を鑑別する．検査には，頭部画像検査，持続脳波モニタリング，生化学検査，原因となる薬剤の確認，そして，必要に応じて髄液検査がある．中でも巣症状が認められれば，頭部画像検査が優先される（BQ に対する情報提示）．

1. 背景および本 CQ の重要度

敗血症患者では，神経学的異常所見を伴うことは珍しくない．敗血症の治療が中心となる狭義の敗血症関連脳障害以外に，脳梗塞，非痙攣性てんかん重積状態，薬剤性脳症，続発性髄膜炎など，治療の追加や治療内容の変更が必要となる脳障害を見逃さないことが重要である．

2. 解 説

脳障害の原因は，以下の A），B），C）に分けることができ[1,2]，これらの病態生理が複合していることが多い[3]．B）および C）は特異的な治療が必要な場合があるため，鑑別が重要である．敗血症による脳障害は，せん妄，軽度の意識障害から昏睡まで多様な症状を呈する[2]．

A）狭義の敗血症関連脳障害

炎症性メディエーターによる脳への直接的影響で，敗血症関連脳症（sepsis-associated encephalopathy）と呼ばれる[2]．

B）広義の敗血症関連脳障害

低血圧，低酸素，腎機能障害による尿毒症や電解質異常，肝機能障害による高アンモニア血症などの敗血症による脳以外の臓器障害，または薬剤などによって間接的に引き起こされる[1,2,4]．

C）敗血症に合併した脳神経疾患

感染性心内膜炎に合併した髄膜炎，感染性脳動脈瘤の破裂によるくも膜下出血，脳膿瘍，脳灌流低下による脳梗塞やてんかん重積など，敗血症に合併した新たな脳神経疾患である．

1 敗血症における脳障害の鑑別疾患とその検査方法

鎮静薬を中止または減量し，薬剤による影響を最小限にした上で身体所見を取る．以下の 4 つの状態に分類して鑑別を進める方法がある[2,5]．

① 巣症状または瞳孔の異常があれば，低血圧や低灌流による脳梗塞，凝固障害による脳出血など，器質的な異常が鑑別の上位に挙がるため，CT や MRI などの頭部画像検査を優先することを考慮する．

② ミオクローヌスがあり，意識障害が軽度

の場合，電解質異常，尿毒症，肝性脳症などの代謝異常，または抗菌薬による薬剤性脳症などが原因である可能性を考慮し，生化学検査および使用している薬剤の確認が優先される．腎不全や肝障害による代謝異常がある患者で，ミオクローヌスと重度の意識障害を認めた場合は，非痙攣性てんかん重積状態を合併している可能性を考慮し，持続脳波モニタリングを行う[6]．

③昏睡である場合，非痙攣性てんかん重積状態，代謝異常，薬剤などが鑑別の上位に挙がる．しかし，緊急の介入が必要となる可能性がある頭蓋内出血などの器質的疾患の合併を最初に否定することが重要である．頭部の画像検査を行った後，血液検査，薬剤を確認する．それでも原因が不明な場合は，可能であれば持続脳波モニタリングを施行する．鎮痛・鎮静薬の過剰投与や遷延が疑われる場合はフルマゼニルやナロキソンなどの拮抗薬を投与し，意識が改善するかを確認する．脳波上，発作波と解釈されるような所見が認められず，徐波，シータ波またはサプレッションパターンが優位に認められた場合は，意識障害の原因として狭義の敗血症関連脳障害，または低灌流によるびまん性の脳虚血状態や鎮静薬の過剰投与や効果の遷延などの広義の敗血症関連脳障害が鑑別に挙がる[7]．

④興奮状態または過活動型せん妄と判断した場合，電解質異常，代謝異常の有無の確認と，せん妄を助長する薬剤や不必要なデバイスの有無を確認する．また，せん妄の原因がアルコール離脱やベンゾジアゼピン離脱であることが見逃されていることが多く，過去の服薬歴や飲酒量，最終飲酒を確認することが重要である[2]．

　上記の①～④以外にも，脳神経疾患の合併を考えることが重要である．中でも髄膜炎の合併は抗菌薬の種類や投与量の変更が必要となる場合があるため，特に診断が重要である．中枢神経系以外の感染源による敗血症で，髄膜炎を合併することが稀ではないものは細菌性肺炎，中耳炎，副鼻腔炎，感染性心内膜炎である[8]．感染性心内膜炎と髄膜炎の合併は，どちらが続発性であるかの区別が不可能な場合が多く，感染性心内膜炎に髄膜炎を合併する頻度は研究によって0～20％とばらつきがある[8,9]．遠隔の感染源からの続発性髄膜炎の起因菌として頻度が高いものは黄色ブドウ球菌と肺炎球菌である[8,9]．1,025人の髄膜炎患者を調査した後ろ向き研究では，感染性心内膜炎と髄膜炎を合併した症例のうち，原因菌として黄色ブドウ球菌（33％）と肺炎球菌（54％）が大部分を占めている[10,11]．患者側のリスク因子として，アルコール依存，免疫不全が報告されている．

● 文　献 ●

1) Oddo M, et al, Minerva Anestesiol 2015；81：776-88
2) Lacobone E, et al, Crit Care Med 2009；37：S331-6
3) Gofton TE, et al, Nat Rev Neurol 2012；8：557-66
4) Polito A, et al, Crit Care 2013；17：R204
5) Tokuda Y, et al, Postgrad Med J 2003；79：49-51
6) Claassen J, et al, Intensive Care Med 2013；39：1337-51
7) Sonneville R, et al, Ann Intensive Care 2013；3：15
8) van de Beek D, et al, N Engl J Med 2004；351：1849-59
9) Angstwurm K, et al, Infection 2004；32：47-50
10) Kanakadandi V, et al, Infection 2013；41：695-700
11) Lucas MJ, et al, Circulation 2013；127：2056-62

Patient-and Family-Centered Care

CQ20-1 患者と家族に対する，PICS および PICS-F に関する情報提供の方法は？

Answer

患者と家族等に，PICS および PICS-F に関する情報を正確に，かつ継続して提供することが重要と考えられている．患者に関わるメディカルスタッフは，ICU 入退室時にリーフレットを渡すなど，適宜情報を提供する動きが広まりつつある．さらに，ICU 退室後の回診やフォローアップ外来の開設など，継続して情報を提供する取り組みが始まっている（BQ に対する情報提示）．

1. 背景および本 CQ の重要度

日本集中治療医学会の会員を対象にした調査によると，post intensive care syndrome（PICS）という用語や疾患概念が ICU で周知・使用されている割合は 61% であった[1]．ICU で従事する多くの医療者が PICS を知らない状況において，患者や家族が PICS や PICS-family（PICS-F）に関する情報を得ることは困難である．一方で，PICS や PICS-F は敗血症患者とその家族に高率に発症する[2]．そのため，多くの患者と家族は不十分な情報の中で PICS と PICS-F に対峙し，様々な苦痛や不安・恐怖，治療に対する葛藤などを抱えながら生活を送っていると推察される．患者や家族に対して PICS や PICS-F に関する情報を正確にかつ継続して提供することは，PICS や PICS-F が自分または大切な人だけに生じる特別な異常ではないことの理解や，安心などにつながる可能性がある[3]．また，PICS や PICS-F に関する事前の予測や早期発見，迅速な対応につながる可能性もある[3]．このように PICS および PICS-F に関する情報提供は重要であると考えられるが，どのような方法が効果的であるのかは明らかになっていない．しかし，今後の普及の可能性を考え，本ガイドラインの CQ として取り上げた．

2. 解説

ICU 入退室時にリーフレットを渡すことは非常に簡便な情報提供の方法である．PICS や PICS-F の概要や症状，相談先などを記載したリーフレットをあらかじめ作成しておき，ICU 入退室時などに患者や家族に手渡すことで適宜情報を提供する．その際に，一方向からの情報提供で終わること

入するシステムである．海外では1980年代から導入されてきたが，本邦では2000年代に入り，医療安全全国共同行動"いのちをまもるパートナーズ"運動の行動目標に院内急変時の迅速対応システムの構築が推奨され，ようやく普及しつつある．

RRS起動基準は各医療施設で異なることが予想されるが，呼吸，循環，意識などの単一あるいは複数のバイタルサインの異常を認知することで起動される．この中には収縮期血圧，呼吸数，意識レベルといったqSOFAの項目が含まれることが多い．したがって，感染症を疑う場合のRRS起動により敗血症のスクリーニングも可能である．

また，RRS起動基準には，複数のバイタルサインにそれぞれ固有の重み付けをしてスコアリングする早期警告スコア（EWS）が用いられることも多い．英国の国民保健サービス（national health service：NHS）が提唱するRRSに用いられるNEWS（**表1**）では，感染症が疑われる患者において合計5点以上か，1項目でも3点以上がある場合，敗血症を疑うことを提案している[3]．RRSと敗血症スクリーニングの有用性について検討したRCTは存在しないが，

RRS導入により早期に敗血症/敗血症性ショックに対する治療介入が可能となり，予後の改善につながった報告もみられる[4]．また，救急外来あるいは一般病棟で感染症を疑う患者の生命予後やICUへの緊急入室を予測するスコアとして，RRS起動で用いられるModified Early Warning Score（MEWS）やNEWSが，qSOFAや全身性炎症反応症候群（SIRS）項目と比べて優れているという報告もされている[5]．

RRSにより一般病棟や救急外来で早期に敗血症を認識することで，生命予後改善につながる可能性が考えられる．

● **文　献** ●

1) Kaukonen KM, et al, JAMA 2014；311：1308-16
2) Dellinger RP, et al, Intensive Care Med 2013；39：165-228
3) NHS England, Sepsis guidance implementation advice for adults. 2017
4) Sebat F, et al, Crit Care Med 2007；35：2568-75
5) Churpek MM, et al, Am J Respir Crit Care Med 2017；195：906-11

表1　早期警告スコア

National Early Warning Score（NEWS）

項目	3	2	1	0	1	2	3
呼吸	≦8		9～11	12～20		21～24	≧25
SpO₂	≦91	92～93	94～95	≧96			
酸素投与		あり		なし			
体温	≦35.0		35.1～36.0	36.1～38.0	38.1～39.0	≧39.1	
血圧	≦90	91～100	101～110	111～219			≧220
脈拍	≦40		41～50	51～90	91～10	111～130	≧131
意識				覚醒			覚醒以外

Sepsis treatment system

CQ21-3 初期輸液蘇生に不応の敗血症はどこで管理するか？

Answer
初期輸液蘇生に不応の敗血症は集中治療ができる場所で管理する（Good Practice Statement）.

1. 背景および本CQの重要度

本邦では欧米に比べて集中治療医も集中治療病床数も少ないことが指摘されており，一般病床で昇圧剤管理や人工呼吸管理などの重症患者管理が行われる例もある．適切な医療資源が提供されることにより患者の生命予後，機能予後を改善する可能性があると考え，本CQを取り上げた．

2. 解　説

敗血症は集中治療を専門としていない医療者も治療にあたる必要があるが，診療に必要な医療資源が十分に提供できない環境では，患者の予後に悪影響が及ぶことが懸念される．一概に重症度と適切な病床区分を対応させることはできないが，必要な集中治療を適切に提供するために委員会では本CQをGPSとして推奨するに至った．なお，院外への搬送では移動中のリスク・距離・方法なども勘案する必要がある．

本推奨は初期輸液蘇生に不応の患者を対象としたが，対象を選定する上で質の高いエビデンスは見当たらなかった．米国集中治療医学会のガイドラインでは，ICU入室の推奨度2C（弱い推奨，低いエビデンスレ

ベル）の例として生命の危険がある敗血症を挙げている．本ガイドラインは可能な限りシンプルな基準でなければ実用性がないことを考慮して「初期輸液蘇生に不応の場合」を集中治療が可能な場所へ搬送を検討する基準とした．敗血症性ショックを想定したが，定義上必要となる乳酸値測定ができない施設も多い状況も考慮した．また，「不応」は曖昧な表現であるが，各施設が持っている医療資源に応じて幅が必要であると判断して推奨文に使用した．ただし，重症度のみならず，必要となる医療資源や回復の見込みなどを総合的に判断することが重要である．

また，小児の敗血症管理では，各種の診療アルゴリズムにおいて，初期輸液蘇生に不応と判断された時点で気管挿管・人工呼吸管理の開始や，中心静脈ラインを確保して循環作動薬の導入を考慮することが示唆されている[1]．本ガイドラインの小児章においても同様の診療アルゴリズムを提示したように，「初期輸液蘇生に不応」という目安でもって集中治療管理への移行を判断するのは妥当であろう．敗血症に限らず，重症小児患者の診療成績に関しては患者数の増加と良好な治療成績の関連が知られている[2,3]．また，重症小児患者を搬送するスキル

と装備を備えたチームが従事すれば，生命予後は悪化しないとも報告されており[4]，病院間搬送の適否や手段を検討する際に考慮されたい．

ICU での治療のメリットについてのエビデンスは観察研究に限られる．敗血症に限らない患者では，ICU 満床により 1 時間入室が遅れるごとに ICU 死亡の調整リスク比が 1.015 上昇（95% CI：1.006～1.023），一般病棟での病状悪化から ICU チームへの相談が遅れた群（>7.7 時間）は遅れない群（<1 時間）に比べ 30 日死亡率が上昇（調整オッズ比 1.8，95% CI：1.1～2.9），早期警告スコアで重症と判定されてから ICU への移送が 6 時間以上かかると院内死亡率が上昇（33.2% vs 24.5%，$P<0.001$）し，1 時間ごとに院内死亡のオッズ比が 3% 上昇する，などといった報告が散見される[5-8]．敗血症に関してはさらに限定的になるが，重症敗血症/敗血症性ショックにおいて，来院から ICU 入室までに 1 時間遅れるごとに死亡率の調整オッズ比が 1.11 上昇（95% CI：1.006～1.017）すると報告されている[9]．

「集中治療ができる場所」の条件，特に集中治療医の関わり方について委員会で議論がされたが，患者因子と環境因子の相対的なもので明文化することは難しい．本邦の特定集中治療室管理料，小児特定集中治療室管理料，救命救急入院料の要件などは，1 つの基準となり得る．集中治療医の関わりについてはシステマティックレビューで，high intensity モデル（集中治療医が決定権を持つ closed ICU，ないし全症例で集中治療医へのコンサルトが必須）で，low intensity モデル（各科が独自に管理する open ICU または集中治療医が不在）に比べ，院内死亡率の低下（リスク比 0.83，95% CI：0.70～0.99），入院期間の短縮（加重平均の差 −0.17 日，95% CI：−0.31～0.03 日）が報告されている[10,11]．ただし，集中治療医の介入と院内死亡率の上昇の関連を指摘する報告もあり，集中治療医による過剰な検査や手技，患者情報の不十分な申し送りによる集中治療医の治療の質低下のリスクなどが指摘されている[12]．また，high intensity モデルの効果は，研究により差が見られる[11]．敗血症に関してのデータは極めて限定的だが，本邦の多施設研究（FORECAST）では closed ICU のほうが 3h バンドルの遵守率が高い（調整オッズ比 2.84，95% CI：1.28～6.28）と報告されている[13]．

● 文 献 ●

1) Davis AL, et al, Pediatr Crit Care Med 2017；45：1061-93
2) Tilford JM, et al, Pediatrics 2000；106：289-94
3) Markovitz BP, et al, Pediatr Crit Care Med 2016；17：483-9
4) Ramnarayan P, et al, Lancet 2010；376：698-704
5) Mardini L, et al, J Crit Care 2012；27：688-93
6) Churpek MM, et al, J Hosp Med 2016；11：757-62
7) Cardoso LT, et al, Crit Care 2011；15：R28
8) Robert R, et al, Am J Respir Crit Care Med 2012；185：1081-7
9) Li Q, et al, J Int Med Res 2018；46：4071-81
10) Pronovost PJ, et al, JAMA 2002；288：2151-62
11) Wilcox ME, et al, Crit Care Med 2013；41：2253-74
12) Levy MM, et al, Ann Intern Med 2008；148：801-9
13) Abe T, et al, Crit Care 2018；22：322

Sepsis treatment system

CQ21-4
敗血症初期診療の質評価指標（quality indicator：QI）は何か？

Answer
敗血症初期診療の質評価指標（QI）として，血液培養の採取，乳酸値の測定，早期抗菌薬投与，初期輸液蘇生，反復した血管内容量と心機能の評価などの各項目の実施率がある（BQ に対する情報提示）.

1. 背景および本CQの重要度

　敗血症初期診療においては早期発見と早期治療介入が重要である．そのため，敗血症に対する治療が適切に実施されているかどうかを，早期発見と早期治療介入の観点から評価する必要がある．敗血症初期診療における質評価指標（QI）を明らかにするために本CQを取り上げた.

2. 解　説

　診療の質を改善するためには，適切な診療プロセスや望ましいアウトカムによって構成される診療のQIを用いて評価することが重要である．2015 年，米国連邦政府の保健福祉省（Department of Health and Human Services：HHS）内にあるメディケア・メディケイドサービスセンター（Center for Medicare & Medicaid Services：CMS）は，The Hospital Inpatient Quality Reporting Program（IQRP）において，Severe Sepsis and Septic Shock Early Management Bundle（SEP-1）を敗血症診療におけるQIとして取り上げた[1]．以降，

従来のようなプロトコルによる治療戦略でなく，治療バンドルの達成を進めるという戦略に変更されている．したがって，バンドルとして取り上げられる各項目は，敗血症における治療の質をモニターする点からも重要である．SEP-1 のQIには 6 項目あり，敗血症発症から3時間以内の ① 血液培養実施，② 乳酸測定，③ 適切な抗菌薬投与，そして，敗血症性ショックの場合は ④ 30 mL/kg の輸液蘇生，さらに，初期乳酸値が 2.0 mmol/L を超える場合は 6 時間以内において ⑤ 乳酸値の反復測定，低血圧が遷延する場合の ⑥ 血管作動薬の使用である[2]．また，SEP-1 には入っていないが，敗血症性ショックの初期対応では輸液だけでなく，超音波検査などによる血管内容量と心機能の評価も必要な可能性がある[3].

　近年の報告では，抗菌薬投与をより早い 1 時間以内で行った場合の死亡率の低下[4]や，早期の乳酸値測定が早期治療介入を促して患者の予後改善につながる可能性も指摘されている[5]．しかし，SEP-1 の各項目の達成度と敗血症の予後について調査した報告では，3 時間以内の広域抗菌薬投与[6]

以外のQIに関しては，治療効果改善の根拠に乏しいとされている[7]．また，早期の抗菌薬投与に関しても，適切な抗菌薬か否かの検証も今後必要である[8]．以上のように，国際的にも未だ適切なQIは明らかになっていないのが現状である．本邦においては敗血症診療に特化したQIの設定とその評価は十分に行われておらず，今後の課題といえる．

● 文　献 ●

1) Faust JS, et al, Emerg Med Clin North Am 2017；35：219-31
2) 質評価指標（QI）．
https://www.jointcommission.org/specifications_manual_for_national_hospital_inpatient_quality_measures.aspx（参照 2020-11-01）
3) Marik P, et al, Br J Anaesth 2016；116：339-49
4) Levy MM, et al, Crit Care Med 2018；46：997-1000
5) Han X, et al, Chest 2018；154：302-8
6) Seymour CW, et al, N Engl J Med 2017；376：2235-44
7) Marik PE, et al, Chest 2019；155：12-4
8) Septimus EJ, et al, Clin Infect Dis 2017；65：1565-9

Sepsis treatment system

CQ21-5 敗血症の啓発活動にはどのようなものがあるか？

Answer
Global Sepsis Alliance と世界保健機関（WHO）を中心に，一般市民向けの「世界敗血症デー」のイベントや医療従事者向けのセミナーなどが行われている（BQ に対する情報提示）．

1. 背景および本 CQ の重要度

敗血症診療ガイドラインを医療従事者や一般市民へ伝えることは，ガイドラインの作成と並ぶ重要な課題である．敗血症の知識を医療従事者や一般市民へ伝える啓発活動がどのように行われているのかを本ガイドラインの利用者が知ることは，本ガイドラインと敗血症の知識のさらなる普及につながると考え，CQ として取り上げた．

2. 解　説

2002 年から始まった Surviving Sepsis Campaign は，2004 年以降の Surviving Sepsis Campaign Guidelines（SSCG）を通して敗血症の概念や標準治療を世界に広めているが，ガイドラインだけでは敗血症の予防や早期発見には至らず，敗血症に気づかれないまま，多くの人が命を落としていることが課題とされていた．2010 年，敗血症の概念と予防・早期発見について，医療従事者だけでなく，一般市民にも広く伝えることを目的としてヨーロッパを中心に「Global Sepsis Alliance：GSA，世界敗血症連盟」[1] が結成された．

GSA では「Stop sepsis, Save lives ！」のスローガンの下，2020 年までの 5 つの目標 ① 敗血症の罹患率を 20% 下げる，② 敗血症の救命率を 10% 上げる，③ 医療従事者，一般市民の敗血症の理解と認知度を高める，④ 敗血症のリハビリテーションを世界中で普及させる，⑤ 敗血症の予防と治療の効果を正確に評価する，を掲げて啓発活動を行ってきた．SSCG が標準治療の普及を目的とするのに対し，GSA では敗血症の予防，早期発見から治療までを，一般市民や ICU 以外の医療従事者にもわかりやすく伝えることを目的としている．このため，GSA は 9 月 13 日を「世界敗血症デー」と定め，この日に世界中で敗血症に関するイベントを開催してきた．GSA は世界保健機関（World Health Organization：WHO）にも協力を呼びかけ，2017 年には，WHO の総会において敗血症が「世界的に解決すべき緊急課題」として認定されている．

2020 年，GSA は 2030 年までの新たな 6 つの目標　① 感染症予防により敗血症の発症を減らす，② 各国が政策として感染制

御の3本柱（感染予防，抗菌薬適正使用支援，敗血症の早期認知と管理）に取り組む，③敗血症の早期発見と標準治療により子どもから大人までの生存率を改善させる，④世界中の人々が適切なリハビリテーションを受けられるようにする，⑤一般市民から医療従事者まで，敗血症の認知度を上げる，⑥敗血症による社会的負担と敗血症対策の評価を改善する，を示した．今後，この新たな目標に向けて，WHOとともに各国へ感染症予防と敗血症の対策を呼び掛けていくことになる．

　日本集中治療医学会では，GSA委員会が中心となり，2013年より「世界敗血症デー」に合わせた市民公開イベントや医療従事者を対象とした「敗血症セミナー」を開催してきた．2018年からは日本救急医学会が

GSAの活動に加わり，2019年には日本感染症学会も加わった3学会合同の「Japan Sepsis Alliance：JaSA」へと発展している．JaSAでは敗血症セミナーや市民公開講座，ホームページ「敗血症.com」[2]などを通して，医療従事者と市民へ敗血症診療ガイドラインや敗血症の知識を伝える活動を行っている．

● 文　献 ●

1) Global Sepsis Alliance.
   https://www.global-sepsis-alliance.org/
   （参照20-11-01）
2) 敗血症.com.
   http://xn--ucvv97al2n.com/index.html
   （参照20-11-01）

ストレス潰瘍

CQ22-1 敗血症患者に消化管出血の予防を目的とした抗潰瘍薬の投与を行うか？

Answer
敗血症患者に消化管出血の予防を目的とした抗潰瘍薬の投与を行うことを弱く推奨する（GRADE 2B：エビデンスの確実性＝「中」）.

1. 背景および本 CQ の重要度

　敗血症患者など重症患者では侵襲に伴うストレス潰瘍やそれに伴う出血を生じることがある. ストレス潰瘍の予防としてヒスタミン H_2 受容体拮抗薬（H_2 ブロッカー），プロトンポンプ阻害剤（PPI），スクラルファートといった抗潰瘍薬が投与されるが，出血の予防という益がある一方で，肺炎，クロストリジウム感染症の増加，薬剤の副作用としての汎血球減少といった害も懸念される. したがって，敗血症患者において，ストレス潰瘍による出血の予防のために抗潰瘍薬を投与するかどうかを検証することは重要と考えられ，臨床課題として取り上げた.

2. PICO

P（患者）：成人集中治療患者.
I（介入）：抗潰瘍薬の投与.
C（対照）：プラセボまたは抗潰瘍薬の非投与.
O（アウトカム）：消化管出血，病院死亡・全死亡，肺炎，クロストリジウム感染症，

あらゆる重篤な副作用.

3. エビデンスの要約

　システマティックレビューの結果，PICO に合致したランダム化比較試験（RCT）が 30 編施行されており，これらを用いたメタ解析を実施した. アウトカムに関しては，事前設定に基づいて検索し得た全 RCT を対象としたもの，ならびにバイアスリスクが低い RCT に限定したものの 2 通りを行った. エビデンスの確実性が高い解析を用いることと事前に設定していたため，バイアスリスクが低い RCT に限定したアウトカムを採用した.

4. 益と害のバランス

望ましい効果：消化管出血に関する効果推定値は，リスク差（RD）1,000 人当たり 44 人少ない（95% CI：54 人少ない〜28 人少ない）（14RCT，4,884 人）であり，死亡に関する効果推定値は，RD 1,000 人当たり 3 人多い（95% CI：22 人少ない〜33 人多い）（8RCT，4,314 人）である. 介入による望ましい効果は「小」であると考えられ

る.

望ましくない効果：肺炎に関する効果推定値は，RD 1,000 人当たり 4 人多い（95% CI：16 人少ない～28 人多い）（8RCT, 4,286人），クロストリジウム感染症に関する効果推定値は，RD 1,000 人当たり 4 人少ない（95% CI：9 人少ない～5 人多い）（3RCT, 3,607 人），あらゆる重篤な副作用に関する効果推定値は，RD 1,000 人当たり 5 人多い（95% CI：6 人少ない～20 人多い）（7RCT, 4,143 人）である．介入による望ましくない効果はわずかであると考えられる．

益と害のバランス：アウトカムの相対的価値を考慮しない場合でも，死亡に関する相対的価値を考慮した場合においても利益が害を上回っているため，おそらく介入が優位であると判断する．

5. アウトカム全般に関する エビデンスの確実性

各アウトカムが益と害の異なる方向性を示しており，重大なアウトカムに関するエビデンスの確実性の中でも最も低い「中」とした．

6. 価値観

抗潰瘍薬の投与におけるアウトカムに関する価値観についてのデータはない．一般的に死亡や消化管出血に対して置く相対的価値は高く，そのばらつきは少ないことが予想される．

7. 容認性

H_2ブロッカー，PPI，スクラルファートは 1 日の薬価が先発品で約 80～850 円であ

り，容認されると考えられる．また，本薬剤を 1～2 回/day，経静脈あるいは経管（経口）投与する労力もわずかであり，容認されると考えられる．

8. 実行可能性

一般的な薬剤であり，どの病院においても実行可能性は高いといえる．

9. 推奨グレーディング決定の 工程

修正 Delphi 法を用いた投票によって，中央値 8，見解不一致指数 0.015 の結果となり，委員会で採択された（7 点以上：100%）．

10. 関連する他の診療ガイド ラインにおける推奨

SSCG 2016[1] では，消化管出血のリスク因子を有する敗血症または敗血症性ショック患者に対して，ストレス潰瘍予防の実施が強く推奨されている．一方で，消化管出血のリスク因子のない患者は，ストレス潰瘍予防を行わないことを Best Practice Statement として提示している．

11. 実施に関わる検討事項

いつまで抗潰瘍薬の投与を続けるかについては各症例ごとに考慮する必要がある．その判断にどのようなものがあるかについては CQ22-2 に記載した．

●文　献●

1) Rhodes A, et al, Intensive Care Med 2017；43：304-77

ストレス潰瘍

CQ22-2 敗血症患者に対する抗潰瘍薬の中止の判断はどのようにするか？

Answer
抗潰瘍薬中止の具体的な判断基準は不明である．臨床上の判断材料として，出血リスク因子が軽減した場合，汎血球減少や肝機能異常などの副作用を認めた場合，十分な経腸栄養が投与可能となった場合などが挙げられる（BQに対する情報提示）．

1. 背景および本 CQ の重要度

抗潰瘍薬投与により胃内 pH が上昇し，消化管内の細菌叢に変化を生じ，肺炎や Clostridioides difficile（C. difficile）感染のリスクが上昇する[1-3]．したがって，抗潰瘍薬を漫然と継続することは避けるべきであり，不要と判断した場合は速やかに中止することが望ましい．しかし，抗潰瘍薬中止の具体的な判断基準は不明であり，その背景知識について解説する本 CQ の重要度は高い．

2. 解 説

1 消化性潰瘍のリスクと抗潰瘍薬の必要性

敗血症などの侵襲に伴って血小板減少や DIC など，止血凝固機能障害を伴うことも多く，潰瘍が形成されると出血を生じるリスクが高まる．病態が改善して回復期に入った場合，潰瘍形成のリスクが低減した場合，止血凝固機能障害が改善して出血のリスク因子（表1）[4]が軽減した場合が，抗

潰瘍薬の投与中止の1つの臨床上の判断材料になるかもしれない．一方で，ステロイドや非ステロイド性抗炎症薬（NSAIDs）など，潰瘍形成の副作用のある薬剤を投与している場合，抗凝固剤・抗血小板薬を投与している場合，潰瘍の既往のある場合，胃・十二指腸の血流障害が懸念される場合などは，抗潰瘍薬の中止は慎重に判断するべきであろう[5]．

2 抗潰瘍薬の副作用

プロトンポンプ阻害薬（PPI）やヒスタミン H_2 ブロッカー受容体拮抗剤などの薬剤の副作用として，汎血球減少や肝機能異常などが臨床的に問題となる[2,6]．重症患者では同様の症状を呈する他の要因も存在するため鑑別を要する．PPI や H_2 ブロッカーが原因と考えられる場合は，薬剤投与の中止によって比較的速やかに回復することが多く，薬剤の中止から平均7日で回復したとの報告もある[6]．このように薬剤の副作用を認めた場合も中止の判断材料となるだろう．抗潰瘍薬による副作用が生じても，消化性潰瘍のリスクが高いと判断される場

表1　消化管出血のリスク因子
（文献4より引用）

人工呼吸管理	
止血凝固障害	血小板数5万/mm^{3}未満
	PT-INR 1.5以上
	APTT 2倍以上
過去1年以内の消化管潰瘍・出血の既往	
外傷性脳・脊髄損傷	
重症熱傷（体表面積>35%）	
薬剤	非ステロイド性抗炎症薬（NSAIDs）
	低用量アスピリン
	高用量糖質コルチコイド

合には，別の系統の薬剤に変更（PPI→H$_2$ブロッカーなど）し，リスクが低いと判断される場合には副作用が比較的少ない薬剤（胃粘膜保護剤など）に変更するなどの対応が必要である．

3　経腸栄養と抗潰瘍薬との関係

胃内pHは空腹時に低下し，食事摂取後に上昇する．重症患者ではストレスに加えて，絶食に伴って胃内pHが上昇しなくなることが消化性潰瘍形成の一因になると考えられる．絶食中や経胃投与での経腸栄養投与量が少量にとどまっている時期には胃内pHが上昇しにくいため，抗潰瘍薬の投与は理にかなっている．食事と同様に胃内投与の経腸栄養にも胃酸を緩衝する効果があり，重症患者では経腸栄養剤の持続投与がH$_2$ブロッカーやPPIよりもpHを上昇させる可能性も報告されている[3]．このことから，十分な経腸栄養が経胃投与できていることは，胃内pHの上昇が見込まれるため，抗潰瘍薬の中止の判断材料になるだろう．実際，ICU患者において，経腸栄養の

みと経腸栄養に抗潰瘍薬を併用した場合の消化管出血の割合に有意差はなく，むしろ抗潰瘍薬を併用した群で肺炎の危険性が有意に高いことが最近のメタ解析で報告されている[1]．一方で，経腸栄養を経空腸投与する場合には，栄養剤による胃内pHの上昇は生じにくいと考えられるため，抗潰瘍薬の投与が必要となる可能性はあるが，明らかなエビデンスはない．

● 文　献 ●

1) Huang HB, et al, Crit Care 2018；22：20
2) Barletta JF, et al, Crit Care Med 2016；44：1395-405
3) Plummer MP, et al, Crit Care 2014；18：213
4) 日本集中治療医学会重症患者の栄養管理ガイドライン作成委員会，日集中医誌2016；23：185-281
5) Buendgens L, World J Crit Care Med 2016；5：57-64
6) Priziola JL, et al, Crit Care Med 2010；38：145-54

日本版 敗血症診療ガイドライン 2020（J-SSCG 2020）
ダイジェスト版
The Japanese Clinical Practice Guidelines for Management of Sepsis and
Septic Shock 2020

2021 年 3 月 20 日　第 1 版第 1 刷発行
2023 年 7 月 20 日　第 1 版第 2 刷発行

ガイドライン作成者　　　一般社団法人 日本集中治療医学会
　　　　　　　　　　　　一般社団法人 日本救急医学会
　　　　　　　　　　　　日本版 敗血症診療ガイドライン 2020
　　　　　　　　　　　　特別委員会

発 行 者　　小 林 俊 二
発 行 所　　株式会社シービーアール
〒 113-0033
東京都文京区本郷 3-32-6　ハイヴ本郷 3F
電　話　(03) 5840-7561代　Fax　(03) 3816-5630
E-mail／sales-info@cbr-pub.com

印刷・製本　三報社印刷株式会社

※定価は表紙に表示　　　　　ISBN 978-4-908083-97-6　C3047
　してあります　　　　　　　Printed in Japan